AF285878

Lena A. Richter

UNBEMERKT

ANDERS

Der Stille Kampf von Frauen

mit unerkanntem ADHS -

und der Weg zur Klarheit

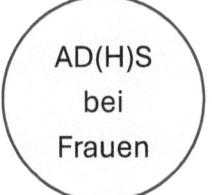

AD(H)S
bei
Frauen

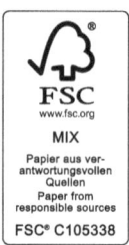

Impressum
Titel: *Unbemerkt anders – Der stille Kampf von Frauen mit unerkanntem ADHS – und der Weg zur Klarheit*
Autorin: Lena A. Richter
Copyright: © 2025 Lena A. Richter

Verlag: BoD · Books on Demand GmbH, Uberseering 33, 22297 Hamburg, bod@bod.de
Druck: Libri Plureos GmbH, Friedensallee 273, 22763 Hamburg
ISBN: 978-3-8192-1139-3
Covergestaltung & Buchsatz: Lena A. Richter
Erstveröffentlichung: Mai 2025

Haftungsausschluss
Dieses Buch ersetzt keine medizinische, psychologische oder psychotherapeutische Beratung oder Behandlung. Die Inhalte dienen ausschließlich der allgemeinen Information und Selbstreflexion. Die Anwendung der vorgestellten Inhalte erfolgt eigenverantwortlich. Die Autorin übernimmt keine Haftung für etwaige Folgen.
Personen mit gesundheitlichen oder psychischen Beschwerden wird geraten, qualifizierte medizinische Fachpersonen zu konsultieren.

Inhaltsverzeichnis

Einleitung – Ich dachte, es liegt an mir

Wie es sich anfühlt, nicht zu passen

Es beginnt nicht mit einem Knall. Nicht mit einem Stempel auf deiner Akte oder einem großen Aha-Moment. Es beginnt leise. So leise, dass du es jahrelang für dich behältst. Vielleicht seit deiner Kindheit. Vielleicht seit vorgestern.

Ein Gefühl.
Wie ein ständiger Widerspruch in dir.
Du bist zu viel – und gleichzeitig nie genug. Du kannst alles – aber irgendwie auch nichts richtig. Du funktionierst, ja. Oft sogar sehr gut. Aber es kostet dich etwas. Jeden Tag. Mehr, als du zeigen darfst.

Du bist wach, wenn andere schlafen. Denkst, wenn andere abschalten. Du zerdenkst Nachrichten, analysierst Untertöne, fühlst alles zehn Sekunden früher als dein Gegenüber. Und du fragst dich: *Warum merkt niemand, wie schwer das manchmal ist?*

Vielleicht hast du dein Leben lang gehört:

- „Du bist halt sensibel."

- „Du denkst zu viel."

- „Mach doch einfach."

- „Reiß dich zusammen."

Und vielleicht hast du genau das getan. Dich zusammengerissen. Angepasst. Gestrahlt. Geleistet. Gehalten. Geordnet. Gesorgt. Gewartet. Geschwiegen.

Bis du irgendwann aufgibst, **nach außen „normal" zu wirken** –
und nur noch hoffst, dass dich niemand ganz genau anschaut.
Dass niemand sieht, wie chaotisch es sich innen anfühlt.
Dass niemand merkt, dass du bei all der Kontrolle... innerlich
längst den Überblick verloren hast.

Aber weißt du was?
Dieses Buch ist für genau diesen Moment.

Es ist für dich, wenn du das Gefühl kennst, dass du nicht falsch
bist – nur irgendwie... **anders**.
Wenn du in Gruppen lachst, aber abends leer bist.
Wenn du Dinge beginnst und nicht zu Ende bringst.
Wenn du voller Ideen bist – und trotzdem manchmal wie
gelähmt.
Wenn du alles gleichzeitig spürst – aber nie erklären kannst,
was du wirklich brauchst.

Vielleicht hast du irgendwann „ADHS bei Frauen" gegoogelt.
Oder du hast es noch nie getan – aber dieser Titel hat dich
trotzdem gefunden.

So oder so:
Du bist hier richtig.

Warum Frauen oft übersehen werden

ADHS hat ein Imageproblem.

In vielen Köpfen sieht es so aus: ein Junge, der im Unterricht nicht stillsitzen kann. Zappelig, laut, unkonzentriert. Einer, der stört. Der auffällt. Der "behandelt werden muss".

Was man dabei übersieht: **Frauen mit ADHS fallen oft nicht auf – sie gehen unter.**

Denn sie stören nicht. Sie kompensieren.
Sie lernen früh, sich anzupassen.
Sie tun, was erwartet wird.
Sie lächeln.
Sie liefern ab.
Sie funktionieren.

Und genau das macht sie unsichtbar – für Lehrerinnen, Ärztinnen, Chefs, sogar für sich selbst.

Während Jungen oft nach außen hyperaktiv wirken, kehrt sich die Unruhe bei vielen Mädchen nach innen:
in Form von Gedankenchaos, Grübeln, Reizüberflutung, innerer Überforderung.
Und weil sie sich so gut maskieren – wird ihr ADHS oft nicht erkannt. Oder schlimmer: **fehlinterpretiert.**

"Du bist einfach sensibel."
"Das ist bestimmt PMS."
"Vielleicht hast du eine Angststörung?"
"Das ist Burnout – du musst dich besser organisieren."

Was ihnen niemand sagt:

Dass genau diese Symptome – das Overthinking, die emotionale Achterbahn, die Reizoffenheit – **häufige Gesichter von ADHS bei Frauen sind.**

Nur spricht kaum jemand darüber. Und fast niemand erkennt es. Auch nicht die Betroffenen selbst.

Denn wir wurden nicht darauf vorbereitet.
Nicht in der Schule.
Nicht in den Medien.
Nicht in der Medizin.

Bis heute existieren in vielen Diagnosekriterien keine weiblich geprägten Beschreibungen – oder sie werden zu spät angewendet. Frauen erhalten ihre Diagnose oft **erst mit Mitte 30, 40 oder sogar später.** Nach Jahren voller Selbstzweifel, innerer Erschöpfung und dem Gefühl: *Ich bin einfach nicht wie die anderen.*

Aber du bist nicht zu wenig.
Du bist nicht zu kompliziert.
Und du musst dich nicht länger erklären.

> Du bist nicht falsch – du warst nur **nicht gemeint**, als man „typisch ADHS" definiert hat.

Du bist nicht falsch. Du bist unbemerkt anders.

Vielleicht hast du dich jahrelang gefragt, warum alles für andere leichter aussieht.
Warum dich scheinbar kleine Aufgaben innerlich überfordern.
Warum du ständig an alles denken musst – aber trotzdem immer irgendwas vergisst.
Warum du dich anpasst, überperformst, durchziehst – aber dich selbst dabei kaum noch spürst.

Vielleicht hast du deine Erschöpfung nie ernst genommen, weil du gedacht hast: *„Alle sind müde."*
Oder deine inneren Zusammenbrüche heimlich weggelächelt – weil du gelernt hast, **zu funktionieren, statt zu fühlen**.

Und vielleicht hast du dich so lange in andere eingepasst, dass du gar nicht mehr weißt, wie du dich anhörst, wenn du **echt** sprichst. Wie du denkst, wenn du **nicht** zuerst überlegst, was andere erwarten.

Aber: **Du bist nicht falsch. Du bist unbemerkt anders.**

Dein Gehirn verarbeitet die Welt anders.
Dein Nervensystem fühlt schneller, intensiver, wacher.
Du nimmst mehr wahr. Du denkst in Spiralen.
Du fühlst in Schichten.
Du willst verstehen – und gleichzeitig einfach nur Ruhe.

Du hast dir vielleicht ein Leben lang Mühe gegeben, „normal" zu sein.
Aber vielleicht geht es nicht darum, normal zu sein.
Vielleicht geht es darum, **endlich du zu sein.**

Dieses Buch ist dafür da, dass du verstehst, was in dir passiert – und was nicht mit dir „stimmt", sondern was dich **ausmacht**.

Es soll dich nicht therapieren. Es soll dich **sichtbar machen.**
Dir Worte geben, wo du bisher nur Fragen hattest.
Dir Halt geben, wo du dich selbst oft im Stich gelassen hast.
Und dir zeigen, dass Klarheit nicht bedeutet, perfekt zu sein –
sondern **ehrlich**.

Teil 1 – Wie sich weibliches ADHS zeigt (ohne dass es jemand merkt)

1. Der innere Sturm – Gedanken, die nie aufhören

Stell dir vor, dein Kopf ist ein Radiosender – aber nicht einer.
Mehrere.
Gleichzeitig.

Du hörst einen Satz – und zehn Gedanken springen gleichzeitig los.
Zu jedem Thema. Jeder Person. Jeder Situation.

Während du einkaufst, denkst du an das Gespräch mit deiner Freundin gestern.
An die Mimik der Kassiererin.
An die Mail, die du noch schreiben musst.
An den Moment in der Grundschule, wo du dich geschämt hast.
An das Ticken der Uhr.
An die Farbe der Tomaten.
An die Frage, ob du vergessen hast, das Bügeleisen auszumachen.

Und das alles – **während du versuchst, einfach nur durch den Alltag zu kommen.**

Willkommen im inneren Sturm.

ADHS im Kopf ist selten still.

Vor allem bei Frauen.
Denn sie versuchen, diesen Sturm nicht zu zeigen.

Sie verstecken ihn – mit Perfektion, mit Organisation, mit einem freundlichen Lächeln, das sagt: *„Alles okay."*
Aber innerlich ist da dieses ständige **Zuviel.**

Nicht laut wie bei kleinen Jungs mit „klassischem ADHS".
Sondern fein. Unruhig. Daueraktiv.
Ein Gedankenkarussell mit offenem Ende.

Viele Frauen sagen:

„Ich kann nicht aufhören zu denken."
„Ich kann nicht abschalten – nicht mal im Schlaf."
„Ich weiß oft gar nicht, ob ich gerade traurig, überfordert oder nur reizüberflutet bin."

Was sich wie Nachdenken anfühlt, ist oft Reizverarbeitung.

Dein Gehirn sortiert nicht linear. Es sortiert assoziativ.
Du denkst in Schleifen, in Mustern, in Tiefe – aber nicht immer in Reihenfolge.
Und das macht dich nicht schwach.
Das macht dich **komplex.**

Aber es kann dich müde machen.
Weil du für jede einfache Entscheidung oft zehn Möglichkeiten durchspielst.
Weil du Gespräche analysierst, während du sie führst.
Weil du nie ganz *hier* bist – sondern immer auch *da, dort* und *morgen.*

Und vielleicht hast du dir dafür Vorwürfe gemacht.
Oder du wurdest dafür kritisiert:

„Du denkst zu viel."
„Du bist nie ganz da."
„Du machst dir immer so einen Kopf."

Aber vielleicht ist das nicht dein Charakter.
Vielleicht ist es **neurobiologisch bedingt**.
Vielleicht bist du einfach **anders verdrahtet**.

Und vielleicht ist genau das die Erklärung, nach der du so lange
gesucht hast.

2. Ständig funktionieren – und dabei ausbrennen

Du bekommst alles hin.
Zumindest sieht es so aus.
Du bist zuverlässig, pünktlich, engagiert.
Du kümmerst dich um Termine, Geschenke, Nachrichten, Listen, Organisation, Gefühle – auch die der anderen.

Du funktionierst.
Immer.
Weil du gelernt hast, dass es gefährlich sein kann, es nicht zu tun.
Weil du früh gemerkt hast, dass Erwartungen nicht warten.
Und weil dein inneres Chaos dir oft keine Wahl lässt: Wenn du es **nicht im Griff** hast, hast du das Gefühl, **alles geht kaputt.**

Und trotzdem:
Du vergisst manchmal Geburtstage.
Deine Tasche ist ein Puzzle.
Du hetzt durch den Tag und weißt abends nicht mehr, was du eigentlich gemacht hast.

Aber du hast es gemacht.
Du **reparierst** die Lücken im System.
Du **kompensierst** die Ausfälle.
Und das fällt niemandem auf – **außer dir.**

Die Maske des Funktionierens

Frauen mit ADHS haben häufig eine hohe emotionale Intelligenz.
Sie spüren, was andere brauchen – oft bevor sie selbst wissen, was sie brauchen.

Sie antizipieren Spannungen, überbrücken Stimmungen, gleichen aus.
Und das alles – während in ihnen drin das System blinkt:
Achtung, Überforderung!

Denn was andere als „Belastbarkeit" lesen, ist oft **Selbstschutz**.
Was wie „Multitasking" aussieht, ist oft **innere Panik**, die versucht, sich zu sortieren.
Und was wie „stark" wirkt, ist oft ein System aus Strategien, die dich **unsichtbar erschöpfen**.

Wenn der Absturz kommt, sieht ihn niemand

Frauen mit ADHS brechen oft nicht in der Öffentlichkeit zusammen.
Sie tun es leise.
Zuhause. Im Bad.
In der Küche, wenn niemand hinschaut.
Nachts, wenn alle schlafen.
Oder in sich drin, ohne dass ein Laut nach außen dringt.

Sie weinen nicht immer.
Sie funktionieren weiter.
Sie fallen nicht auf – sie fallen **auseinander**.

Und oft, wenn sie beim Arzt sitzen, hören sie:

„Sie machen doch alles ganz prima."
„Wenn Sie wirklich ADHS hätten, wären Sie nicht so organisiert."
„Sie wirken sehr reflektiert."
„Sie haben sicher einfach viel Stress."

Und was sie daraus machen?
Noch ein To-do.
Noch ein Kalender.
Noch mehr Mühe.

Bis sie irgendwann leer sind.
Nicht, weil sie schwach sind –
sondern, weil sie **zu lange stark sein mussten.**

3. Anpassung statt Auffälligkeit – warum Frauen anders „auffallen"

Wenn du als Frau mit ADHS aufgewachsen bist, hast du wahrscheinlich früh gelernt, nicht „zu viel" zu sein.
Nicht zu laut. Nicht zu wütend. Nicht zu unkonzentriert. Nicht zu anstrengend. Nicht zu schnell. Nicht zu ehrlich. Nicht du.

Also hast du dich angepasst.
Nicht weil du wolltest. Sondern weil du **überleben** wolltest.
Weil du gemerkt hast, dass „anders sein" keine Option war, wenn du dazugehören wolltest.
Und genau das war dein Problem – und gleichzeitig deine Tarnung.

Denn Anpassung ist ein Schutzmechanismus.
Und viele Frauen mit ADHS sind darin **Meisterinnen**.
Sie beobachten. Sie imitieren. Sie kompensieren.
Sie sind sozial stark, einfühlsam, leistungsfähig – **nach außen.**
Und innerlich zersplittert.

Was bei Jungen „auffälliges Verhalten" genannt wird, wird bei Mädchen übersehen – oder falsch interpretiert:

- Die Unruhe? Wird als „Tagträumerei" abgetan.

- Die Impulsivität? Als „emotional".

- Die Reizüberflutung? Als „launisch".

- Die innere Zerrissenheit? Als „Drama" oder „übertrieben".

- Der Rückzug? Als „schüchtern" oder „introvertiert".

19

Dabei ist da längst ein inneres System am Limit.
Nur dass es keiner sieht. Nicht einmal du selbst.

Du wirst „gut" – um nicht falsch zu sein

Du lernst früh, was erwartet wird – und du wirst genau das:

- Du bist freundlich.

- Du bist hilfsbereit.

- Du bist ordentlich.

- Du machst deine Hausaufgaben.

- Du unterdrückst deine Wut.

- Du lachst mit, auch wenn dir nicht danach ist.

Aber hinter diesem „gut sein" steckt kein echtes Gleichgewicht
–
sondern eine **ständige Selbstregulierung**,
die dich auslaugt, lange bevor du es selbst merkst.

Denn was niemand sieht:
Du brauchst **doppelt so viel Energie**, um so „unauffällig" zu
wirken wie andere.

Und während deine Lehrer*innen dich vielleicht als „ruhig"
oder „vorbildlich" beschreiben,
verlierst du dich selbst in einem System, das **nie für dich
gedacht war.**

ADHS ist bei Frauen nicht weniger – es ist anders

Frauen mit ADHS sind nicht „leichter betroffen" – sie sind
anders betroffen.
Und sie sind oft tiefer verletzt.

20

Nicht von ihrer Neurodivergenz, sondern von der Tatsache,
dass sie **niemand gesehen hat**,
wie sehr sie sich anstrengen mussten, um „nicht zu stören".

Die Anpassung hat dich geschützt –
aber sie hat dich auch unsichtbar gemacht.
Und jetzt darfst du anfangen, dich wieder zu zeigen.

Nicht angepasst.
Nicht perfekt.
Sondern echt.

4. Die perfekte Fassade – Hochleistung mit unsichtbarem Preis

Vielleicht kennst du das Gefühl: Du bist immer stark. Immer belastbar. Immer schnell.
Manchmal sogar zu schnell.
Du bist die, auf die sich alle verlassen. Die, die alles im Blick hat. Die, die organisiert ist – zumindest nach außen.
Du machst viel. Du kannst viel. Und du **leistest** – auch wenn es dich auffrisst.

Was viele Frauen mit unerkanntem ADHS verbindet, ist dieses eine Bild, das sie ihr Leben lang gezeichnet haben –
nicht von sich selbst, sondern von dem, was andere sehen sollen:
eine Fassade.

Glänzend. Kontrolliert. Erfolgreich. Freundlich.
Aber dahinter:
Erschöpfung. Überforderung. Selbstzweifel. Dauerstress.

Du funktionierst. Und keiner merkt, wie viel Kraft es dich kostet.

Du wirst zur Expertin darin, zu „wirken"

Weil du gelernt hast, dass deine innere Wahrheit unbequem ist.
Dass Konzentrationsprobleme, emotionale Schwankungen, Reizüberflutung oder Impulsivität bei Frauen nicht als Schwäche gelten dürfen – weil sie gar nicht gesehen werden sollen.

Also hast du gelernt zu glänzen.
Du strukturierst deinen Tag minutiös, damit nichts aus dem Ruder läuft.
Du lächelst, wenn du innerlich weinst.

Du gibst 120 %, wo 60 gereicht hätten – weil du glaubst, das brauchst du, um „auszugleichen".
Und am Ende wirst du vielleicht sogar bewundert. Für deine Disziplin. Deinen Ehrgeiz. Deine Stärke.

Nur:
Du selbst gehst dabei verloren.

Perfektionismus ist oft nur getarnte Angst

Viele Frauen mit ADHS sind nicht zu „unfähig", sondern zu fähig.
Sie sind **hoch funktional – bis zum Zusammenbruch.**
Sie wissen, was von ihnen erwartet wird, und sie tun alles, um es zu erfüllen.
Nicht aus Arroganz, sondern aus Selbstschutz.
Weil Fehler nicht erlaubt sind – sonst fliegt alles auf.

Dass du Schwierigkeiten hast, Prioritäten zu setzen.
Dass dein Kopf in Endlosschleifen denkt.
Dass du manchmal stundenlang nur auf einem Punkt starrst, weil du so voll bist, dass nichts mehr geht.
Dass du dich innerlich zersetzt fühlst – während du lächelst.

Du baust ein Leben auf, das nach außen stabil wirkt –
und innerlich bröckelt es leise.

Und weil du alles so gut maskierst, glaubt dir irgendwann niemand mehr,
wenn du sagst, dass du nicht mehr kannst.

Nicht mal du selbst.

Der Preis für die Fassade ist du selbst

Was du irgendwann merkst:
Diese Art zu leben hält niemand ewig durch.

Denn du lebst gegen dich.
Du versuchst, eine Norm zu erfüllen,
die dich nie gemeint hat.
Und je länger du das tust, desto weiter entfernst du dich von dir
selbst.

Aber es gibt einen Weg zurück.
Es beginnt nicht mit mehr Disziplin. Nicht mit besseren Listen.
Sondern mit dem Mut, **ehrlich hinzuschauen.**
Und langsam zu verstehen:
Dass die Fassade, die dich schützt –
dich auch isoliert.

5. ADHS ohne Hyperaktivität – das stille Chaos

Wenn man ADHS sagt, denken viele an Unruhe, Zappeln, Herumrennen, Lautsein.
An Jungen, die nicht stillsitzen können.
An Menschen, die ständig unterbrechen, rufen, aufspringen, dazwischenreden.

Aber was ist mit denen, die **nach außen ruhig sind – aber innerlich nie still werden?**

Was ist mit dir?

Was, wenn deine Hyperaktivität **nicht im Körper**, sondern **im Kopf** stattfindet?

Was, wenn du nie als „auffällig" gegolten hast – weil du gelernt hast, dein Chaos nach innen zu verlegen?

Willkommen beim untypischsten Typus des ADHS – und dem häufigsten unter Frauen:
dem unauffälligen, „träumerischen", innerlich rasenden ADHS.

Wenn das Chaos leise ist – sieht es niemand

Viele Frauen mit ADHS sind nicht hibbelig.
Sie wirken nicht nervös.
Sie sitzen still im Unterricht.
Sie lächeln in Meetings.
Sie hören zu, sind höflich, funktionieren.

- rast der Kopf.

- springen Gedanken unkontrolliert hin und her.

- ist alles zu laut, obwohl es still ist.

- wird ein Satz gesagt – und zehn Assoziationen explodieren gleichzeitig.

- ist keine Konzentration, sondern **Dauerabweichung.**

- ist kein Fokus, sondern **ständiges Ausbrechen.**

Und weil du nicht „nervig" oder „anstrengend" bist,
wirst du nicht gesehen.
Nicht getestet.
Nicht ernst genommen.

Stattdessen bekommst du andere Etiketten:

> „Hochsensibel."
> „Introvertiert."
> „Verträumt."
> „Unorganisiert."
> „Emotional instabil."
> „Einfach schnell überfordert."

Aber keiner kommt auf die Idee, dass da **neurobiologisch** etwas mitspielt.

Weil du **nicht laut genug bist**, um als „gestört" zu gelten.
Weil du **nicht störst** – nur dich selbst.

ADHS kann still sein. Und trotzdem zerstörerisch.

Denn das Problem ist nicht die Lautstärke –
sondern die ständige Überforderung deines Nervensystems.
Die ständigen Reize. Die ständige Wachsamkeit.
Das ständige Infragestellen von dir selbst.

Es ist wie eine Hintergrundmusik, die nie aufhört.
Wie ein Tab zu viel im Kopf.
Wie ein ständiger Gedankenstrom, den du nicht stoppen
kannst.

Und wenn du das dein Leben lang nicht benennen kannst –
dann nimmst du an, dass es **dein Charakter** ist.
Dein Versagen. Deine Schwäche.

> Aber es war nie deine Schwäche.
> Es war dein Gehirn.
> Und deine Stärke war, dich trotzdem durchzubeißen – ohne zu
> wissen, was mit dir los ist.
>
> Jetzt weißt du es.
> Und dieses Wissen ist kein Makel.
> Es ist ein Schlüssel.
>
> Nicht für ein perfektes Leben.
> Aber für ein ehrliches.

Teil 2 – Warum du so lange übersehen wurdest

6. Alte Diagnosen, alte Muster – und kein Platz für dich

Wenn du eine Frau bist, die heute mit 25, 35 oder 45 plötzlich zum ersten Mal das Wort „ADHS" mit sich selbst in Verbindung bringst, dann liegt das **nicht daran, dass du zu spät warst** – sondern dass das System nie auf dich zugeschnitten war.

Die Geschichte von ADHS ist – wie so vieles – eine Geschichte, die **für Männer geschrieben wurde.**
Genauer gesagt: für Jungen.
Für auffällige, laute, körperlich impulsive Jungen, die im Klassenzimmer gestört haben.
Und genau dafür wurden auch die ersten Diagnosekriterien entwickelt.

Was nicht in dieses Raster passte, **wurde nicht erkannt.**

Frauen waren in den Studien nicht vorgesehen

Die ersten klinischen Studien zu ADHS fanden fast ausschließlich mit männlichen Kindern statt.
Man beobachtete Zappeln, Unterbrechungen, Aggressivität, schlechte Noten.
Was man nicht beobachtete: leise Überforderung, soziale Maskierung, inneres Chaos bei äußerer Anpassung.
Weil man nicht hinsah.

Die Folge?

- Frauen wurden seltener diagnostiziert.

- Oder sie bekamen andere Diagnosen: Angststörung, Depression, Persönlichkeitsstörung, Burnout.

- Oder sie bekamen gar keine – sondern nur den Rat: *„Du musst besser mit Stress umgehen."*

Wenn du also heute hier sitzt und denkst:
*„Warum hat das nie jemand gemerkt?"
Dann ist die ehrlichste Antwort:
Weil man dich nicht gesucht hat.

Diagnosekriterien sind nicht neutral – sie sind männlich geprägt

Auch heute noch enthalten viele Checklisten, Fragebögen und Diagnoseinstrumente Merkmale, die eher auf Jungen zutreffen:

- „Klettert häufig in unpassenden Situationen"

- „Stört andere im Unterricht"

- „Redet übermäßig viel"

- „Unterbricht Gespräche"

Aber was ist mit:

- „Zerdenkt soziale Situationen bis tief in die Nacht"

- „Hat Schwierigkeiten, Reize von außen emotional zu filtern"

- „Wirkt kontrolliert, erlebt aber starke innere Unruhe"

- „Fühlt sich durch kleine Aufgaben wie gelähmt"

Das ist nicht weniger ADHS.
Es ist nur: **anders.**

Der Preis: Jahrzehnte voller Selbstzweifel

Wenn du mit einem Gehirn lebst, das anders funktioniert – und
niemand sagt dir, dass das okay ist –
dann beginnst du, **dich selbst infrage zu stellen.**

Warum schaffe ich das nicht?
Warum breche ich Dinge ab?
Warum bin ich so oft so erschöpft?
Warum bin ich so sensibel?
Warum bin ich nie „genug"?

Und die Antwort ist oft: *„Weil ich nicht gut genug bin."*

Aber das war nie wahr.
Die Wahrheit ist: **Du warst nie zu wenig.**
Die Welt war nur nicht darauf ausgelegt, dich zu erkennen.

Aber jetzt bist du hier.
Und dieses Kapitel schreibst du neu – mit dir selbst in der
Hauptrolle.

7. Mädchen, die brav waren – und nie auffällig genug

Du warst vielleicht das ruhige Kind.
Das, das in der Schule mitgemacht hat.
Das, das gute Noten schrieb – oder wenigstens unauffällig genug war, dass sich niemand Sorgen machte.

Du warst die, die „nicht stört".
Die sich anpasst.
Die lächelt.
Die funktioniert.

Und genau deshalb **hat dich niemand gesehen.**

Mädchen mit ADHS stören nicht – sie verschwinden

In der Grundschule lernen viele Mädchen mit ADHS sehr schnell:
Wenn sie auffallen, wenn sie wild sind, wenn sie emotional sind – bekommen sie Kritik.
Also werden sie leise.
Oder hilfsbereit.
Oder perfekt.

Sie lernen, Erwartungen zu erfüllen.
Sie richten sich nach außen aus –
und verlieren nach innen die Orientierung.

Denn sie spüren ja, dass da etwas ist:
Diese innere Unruhe.
Dieses Durcheinander im Kopf.

Diese ständige Erschöpfung vom Versuch, alles im Griff zu haben.

Aber sie sprechen es nicht aus.
Weil es ihnen niemand spiegelt.
Weil sie es selbst nicht einordnen können.
Und weil sie denken:
„Vielleicht bin ich einfach zu sensibel. Vielleicht stelle ich mich nur an."

Auffällig ist, wer stört – nicht wer leidet

Und so kommt es, dass viele Mädchen mit ADHS jahrelang durchrutschen.
Sie erhalten keine Unterstützung. Keine Diagnose. Keine Erklärung.
Weil sie still leiden.
Und weil sie gelernt haben, dass ihr Leid nicht zählt, solange sie still dabei sind.

Du hast nicht geschrien.
Du hast nicht randaliert.
Du hast dich durchgebissen.
Und genau das war dein Problem –
und der Grund, warum dich niemand gefragt hat, wie es dir wirklich geht.

Du warst zu angepasst, um ernst genommen zu werden

Das Paradoxe ist:
Je besser du dich geschlagen hast,
desto weniger hat man dich gesehen.

Du hast dich angestrengt.
Du hast versucht, mitzukommen.
Du hast kompensiert.

Und irgendwann dachten alle: *„Mit der ist doch alles gut."*

Aber du warst nicht gut.
Du warst erschöpft.
Verunsichert.
Reizüberflutet.
Zerstreut.
Und innerlich allein.

Du darfst dir glauben – auch wenn andere es nicht getan haben

Vielleicht ist das hier das erste Mal, dass du liest:
Dass dieses brave, stille Mädchen in dir **nicht einfach nur emotional war**,
sondern vielleicht einfach ein anderes Nervensystem hatte.
Ein anderes Tempo.
Ein anderes Denken.
Ein anderes Spüren.

Und vielleicht ist es das erste Mal, dass du beginnst zu verstehen:
Dass du nicht zu wenig warst.

Sondern dass du in einer Welt groß wurdest,
in der niemand gelernt hatte, **deine Art zu sein zu erkennen.**

Das ändert sich jetzt.
Denn du liest dieses Buch.

Und das ist kein Zufall.

8. Maskieren: Wenn du nicht du bist, sondern was „passt"

Maskieren bedeutet:
Du ziehst eine Version von dir an,
die funktioniert –
damit niemand merkt, dass du innerlich kämpfst.

Du lächelst, obwohl du überreizt bist.
Du redest mit, obwohl du den Faden verloren hast.
Du sagst „kein Problem", obwohl alles in dir schreit: *„Ich kann nicht mehr."*
Du wirkst selbstsicher, obwohl du innerlich zitterst.
Und du erklärst dich, obwohl du es satt hast, dich zu erklären.

> **Maskieren ist, wenn du dich ein Stück weit verlierst,**
> **damit dich andere leichter aushalten.**

Viele Frauen mit ADHS sind Meisterinnen des Maskierens

Weil sie früh gelernt haben, dass ihre Impulsivität, ihre Offenheit, ihre Reizempfindlichkeit –
„zu viel" ist.
Oder „falsch".
Oder „anstrengend".

Also lernen sie, das zu verbergen.

Sie beobachten andere.
Sie imitieren soziale Regeln.
Sie stellen sich selbst zurück.
Sie stimmen sich ab – nicht aus Höflichkeit, sondern aus Notwendigkeit.

Weil das Leben sonst zu laut wird.

Zu unberechenbar.

Zu schmerzhaft.

Maskieren ist nicht Schauspiel – es ist Überleben

Wenn du dich dein halbes Leben lang gefragt hast:
„Warum bin ich erschöpft, obwohl ich nichts ‚Schlimmes'
gemacht habe?"
Dann ist das vielleicht die Antwort:
Weil du dich selbst ständig regulierst.
Und das kostet Energie.

Maskieren bedeutet, sich zu fragen:

- Wie muss ich jetzt wirken?

- Was darf ich nicht sagen?

- Wie verhalte ich mich, damit es passt?

Und irgendwann passiert etwas Schlimmes:
Du weißt gar nicht mehr, **wer du ohne diese Maske bist.**

Maskieren schützt – aber es entfremdet

Es schützt dich vor Zurückweisung.
Vor Kritik.
Vor Ausgrenzung.

Aber es entfremdet dich von deinem inneren Erleben.
Von deiner Intuition.
Von deiner Reizgrenze.

Von deinem echten „Nein".
Von deinem echten „Ja".

Und wenn du das lange genug machst,
verlierst du das Gefühl für deine eigenen Grenzen.

Du sagst ja, obwohl du schon übervoll bist.
Du lächelst, obwohl du leer bist.
Du gibst, obwohl du selbst nichts mehr hast.

Raus aus der Maske heißt nicht: alles zeigen

Es heißt:
Ehrlich werden. Erst mal mit dir selbst.

Es heißt:
– zu erkennen, wann du dich gerade anpasst.
– zu fühlen, ob du das willst – oder ob du das musst.
– zu beginnen, deine Reaktionen nicht mehr zu bewerten,
sondern sie **als Hinweise zu verstehen.**

Denn du warst nie falsch.
Du hast dich nur zu gut an eine Welt angepasst,
die dich nie wirklich eingeladen hat, du selbst zu sein.

9. Was Hormone, Zyklus und Lebensphasen damit zu tun haben

Wenn du eine Frau mit ADHS bist (ob mit oder ohne offizielle Diagnose),
dann hast du vielleicht schon erlebt:
Dein Erleben schwankt.
Mal ist alles klar.
Du bist konzentriert, motiviert, belastbar.
Und dann – ohne äußeren Grund – plötzlich:
Reizüberflutung. Erschöpfung. Tränen.
Kein Fokus mehr. Keine Energie. Keine Struktur.

Vielleicht dachtest du:
„Ich bin einfach launisch. Oder schwach. Oder hormonell gestört."

> Aber was du vielleicht nicht weißt:
> **ADHS ist bei Frauen eng mit Hormonen verknüpft.**

Und zwar viel stärker, als die meisten Ärzt*innen bisher zugeben.

Dein Zyklus beeinflusst dein ADHS – Tag für Tag

Besonders die Schwankungen von **Östrogen und Progesteron** wirken direkt auf dein Nervensystem –
und damit auf deine Reizverarbeitung, Impulskontrolle, Konzentrationsfähigkeit und emotionale Regulation.

In der ersten Zyklushälfte – wenn Östrogen steigt –
fühlen sich viele Frauen wacher, strukturierter, klarer.

38

In der zweiten Hälfte – wenn Progesteron dominiert –
kommt es oft zu Gedankennebel, innerer Unruhe, emotionaler
Empfindlichkeit.

Und kurz vor der Menstruation?
Bei vielen: **voller ADHS-Crash.**
Tränen. Rückzug. Selbstzweifel. Überforderung.
Und niemand sagt dir, dass das **kein Charakterproblem** ist –
sondern **neurohormonell erklärbar.**

Auch Pubertät, Schwangerschaft und Wechseljahre spielen eine Rolle

- **In der Pubertät** wird ADHS bei Mädchen oft übersehen
  – weil ihre Symptome sich „hinter" der
  Hormonumstellung verstecken.

- **In der Schwangerschaft** erleben manche Frauen eine
  kurzfristige Verbesserung – andere eine massive
  Verschlechterung.

- **In den Wechseljahren** berichten viele Frauen erstmals
  von starker Konzentrationsstörung, emotionaler
  Instabilität oder sogar Panikattacken – und erhalten **mit
  40 oder 50** zum ersten Mal die Diagnose ADHS.

Warum?
Weil Östrogen eine **direkte Wirkung auf Dopamin und
Noradrenalin** hat –
also genau die Botenstoffe, die bei ADHS eine zentrale Rolle
spielen.

Wenn die Hormonspiegel fallen,
fällt auch dein inneres Gleichgewicht –
und plötzlich bricht ein jahrelang mühsam aufgebautes
Funktionssystem zusammen.

Und dann heißt es oft: „Das ist das Alter."

Oder:
„Das sind die Hormone."
„Das ist normal als Mutter."
„Das ist Stress."
„Das ist das Leben."

Nein.
Das ist dein Gehirn, das unter dem Gewicht von Jahren der Anpassung
und unter der Wucht hormoneller Umstellungen
endlich nicht mehr kompensieren kann.

Und was du brauchst, ist keine weitere Tablette gegen
Stimmungsschwankungen –
sondern eine **Erklärung**,
die dich **ganz** sieht:
mit deinem Nervensystem, deinem Zyklus, deinem Leben,
deinem Ich.

10. Warum viele Ärzt*innen dich nicht erkennen (wollen)

Du gehst zum Arzt.
Weil du nicht mehr kannst.
Weil du müde bist – aber nie zur Ruhe kommst.
Weil du vergisst, obwohl du es dir aufschreibst.
Weil du reizbar bist, obwohl du freundlich sein willst.
Weil du ständig kämpfst – mit dir selbst.

Und dann sagt der Mensch dir gegenüber:

„Das ist kein ADHS. Sie sind doch gut organisiert."
„Sie wirken sehr reflektiert."
„Sie sind bestimmt einfach überlastet – Stress, wissen Sie?"
„Wenn Sie wirklich ADHS hätten, hätten Sie das Studium nie geschafft."

Und du gehst wieder.
Noch verwirrter als vorher.
Noch kleiner. Noch leerer.

Weibliches ADHS passt nicht ins klassische Raster

Viele Ärzt*innen* – *egal ob Hausärzt*innen, Neurolog*innen oder Psychotherapeut*innen –
haben in ihrer Ausbildung kaum etwas über ADHS bei Erwachsenen gelernt.
Und noch weniger über **ADHS bei Frauen**.

Die Folge:

Sie halten an einem veralteten Bild fest –
einem Bild, das du nicht erfüllst:

- Du bist nicht laut.

- Du bist nicht aggressiv.

- Du bist nicht auffällig.

- Du störst nicht.

Also kannst du – aus ihrer Sicht – **kein ADHS haben.**

⬚ft wird dir stattdessen etwas anderes diagnostiziert

- Depression

- Angststörung

- Erschöpfung

- Borderline

- psychosomatische Beschwerden

Und ja, manchmal ist es auch das.
Aber oft ist es: **ADHS.**
Nur niemand hat es als Möglichkeit in Betracht gezogen.
Weil du nicht in das Schema passt.
Weil du nicht „typisch" bist.

Aber weißt du was?

**Du bist typisch – für eine ganze Generation von Frauen,
die jahrelang übersehen wurden.**

Warum manche gar nicht erkennen wollen, was mit dir ist

Weil es unbequem ist.
Weil ADHS nicht „ihre" Erkrankung ist.
Weil Frauen mit ADHS keine Lobby haben.
Weil neurodivergente Frauen unbequem sind:
Sie sind nicht formbar.
Sie stellen Fragen.
Sie fühlen zu viel.
Sie passen nicht ins System.

Und das Problem ist nicht, dass du „schwer zu behandeln" bist.
Das Problem ist, dass **das System nie für dich gebaut wurde.**

Was du daraus lernen darfst:

Du brauchst nicht alle zu überzeugen.
Du brauchst nicht jede*n Fachmenschen, der dich „absegnet".
Was du brauchst, ist Wissen. Sprache. Klarheit.

Denn du kannst ab heute beginnen, dich selbst zu erkennen –
auch wenn andere es versäumt haben.

Teil 3 – Der Weg zur Selbsterkenntnis

11. Erste Ahnungen: Irgendwas passt nicht – aber was?

Manchmal ist es kein klarer Gedanke.
Kein konkreter Verdacht.
Manchmal ist es nur ein **leises Unbehagen**, das sich über Jahre in dir festsetzt.

Ein Gefühl von:
„Irgendwas stimmt hier nicht. Vielleicht mit mir.“

Es beginnt oft mit einer Frage, die du dir insgeheim schon lange stellst:

Warum fällt mir das so schwer, was anderen leichtfällt?
Warum bin ich innerlich so oft erschöpft, obwohl ich rein äußerlich alles hinkriege?
Warum zerdenke ich jeden Satz, jede Begegnung, jede Entscheidung?

Und obwohl du stark bist, klug, organisiert, einfühlsam – gibt es diese Momente, in denen du das Gefühl hast, **du funktionierst anders**.
Und du weißt nicht, warum.

Du vergleichst dich – und fühlst dich falsch

Du siehst andere:
Wie sie strukturiert arbeiten.
Wie sie ohne Chaos durchs Leben gehen.

44

Wie sie Entscheidungen treffen, als wäre das nichts.
Wie sie nicht über alles nachdenken müssen.

Und du fragst dich:

Warum ist das für mich ein Kampf?
Warum fühlt sich mein Alltag an wie ein Drahtseilakt?
Warum kann ich mich nicht einfach mal „normal" verhalten?

Du beginnst, an dir zu zweifeln – nicht, weil du schwach bist,
sondern weil **du dich nie gespiegelt siehst.**

Dann kommen die ersten Puzzlestücke

Ein Reel.
Ein Podcast.
Ein Satz in einem Buch.
Eine Freundin, die sagt:
„Hast du dich mal mit ADHS beschäftigt?"

Und plötzlich – **macht etwas Klick.**

Du hörst Symptome, die sich anfühlen wie dein Tagebuch.
Du liest Beschreibungen, die klingen, als hätte jemand in dich
hineingeschaut.
Nicht pathologisierend.
Nicht beurteilend.
Sondern **verstehend.**

Und in dir beginnt eine Mischung aus Erleichterung und Angst.

Was, wenn das stimmt?
Was, wenn ich wirklich …?
Was, wenn es nicht meine Schuld war?

Erste Ahnungen sind wie Risse im alten Bild von dir

Ein Bild, das du jahrzehntelang von dir getragen hast:
Die brave, die organisierte, die leistungsfähige, die sensible, die funktionierende.
Und nun beginnt es zu wackeln.

Du fängst an, rückwärts zu denken:

- Vielleicht war es in der Schule nicht Faulheit, sondern Überforderung.

- Vielleicht war das Chaos in deiner Wohnung kein Charaktermangel, sondern Reizvermeidung.

- Vielleicht waren die vielen abgebrochenen Projekte kein Mangel an Disziplin – sondern das Fehlen von Dopamin.

Und mit jeder neuen Erkenntnis öffnet sich ein kleiner Spalt in dir:
ein Spalt, durch den erstmals Licht fällt.

12. Typisch Frau: Die Suche beginnt bei dir selbst

Wenn Frauen beginnen, sich selbst zu hinterfragen,
dann tun sie das oft **still.**
Nicht, indem sie laut in die Welt rufen:
„Ich glaube, ich habe ADHS!"
Sondern indem sie **nächtelang googeln.**
Indem sie Podcasts hören, Instagram-Accounts durchscrollen,
sich in stillen Foren verlieren.

Denn sie sind es gewohnt, sich **selbst zu hinterfragen – bevor andere es tun.**
Sie holen sich Informationen. Sie sammeln Hinweise. Sie
vergleichen, prüfen, zweifeln –
und machen dann das, was sie immer machen: **sie tragen es mit sich allein.**

Frauen forschen oft, bevor sie sich trauen

Weil sie wissen, dass man sie sonst nicht ernst nimmt.
Weil sie spüren, dass sie „gute Argumente" brauchen werden.
Weil sie schon zu oft abgewunken wurden.
Weil sie das Gefühl haben:
„Wenn ich es nicht selbst verstehe, wird es mir niemand glauben."

Sie recherchieren.
Sie lesen Studien.
Sie machen inoffizielle Selbsttests.
Sie führen innere Dialoge mit einer Stimme, die fragt:

„Vielleicht ist das nur eine Phase?"
„Willst du einfach nur eine Entschuldigung für dein Chaos?"
„Oder suchst du nur nach Aufmerksamkeit?"

Und sie wissen tief drin:
Nein.
Sie suchen nach einer Sprache für etwas,
das sie **seit Jahren fühlen – aber nie benennen konnten.**

Typisch Frau: Du stellst dich selbst infrage – statt das System

Vielleicht hast du das schon getan:
Du hast gedacht, du müsstest dich einfach besser organisieren.
Du müsstest disziplinierter sein.
Mehr meditieren.
Weniger scrollen.
Früher schlafen.
Besser essen.
Weniger fühlen.
Mehr schaffen.

Aber egal, was du ausprobierst –
am Ende bleibst du bei diesem einen Satz hängen:
„Warum reicht es nie?"

Und dann beginnst du, dich nicht nur zu hinterfragen –
sondern **dich selbst zu verlieren.**

Denn du suchst nach Fehlern in dir –
statt nach Erklärungen für das, was dich so lange müde gemacht
hat.

Und dann kommt dieser leise Moment der Wahrheit

Vielleicht nachts.
Vielleicht zwischen zwei Tabs.
Vielleicht nach einem TikTok, das in 30 Sekunden dein Leben in Worte fasst.
Und du sagst nicht laut:
„Ich habe ADHS."

Aber du denkst:

„Was, wenn das… ich bin?"
„Was, wenn das, was ich so lange versteckt habe,
endlich einen Namen hat – und nicht länger nur ein Gefühl ist?"
„Was, wenn ich nicht falsch bin – sondern einfach nicht mehr kämpfen muss?"

Und du atmest.
Nicht befreit. Noch nicht.
Aber: **anders.**

13. Selbsttest & Anzeichen – Was spricht für ADHS?

Du brauchst keine medizinische Diagnose, um zu wissen, dass etwas in dir anders tickt.
Aber manchmal hilft es, wenn du deine Gefühle, Beobachtungen und Erfahrungen in Worte und Strukturen kleiden kannst.

Ein Selbsttest ist keine Diagnose.
Aber er kann ein **Spiegel sein** –
eine Möglichkeit, dich ehrlich zu fragen:
„Erkenne ich mich darin wieder?"

ADHS zeigt sich bei Frauen anders – und oft erst spät

Die folgenden Anzeichen basieren auf Erfahrungsberichten, psychologischer Forschung und der Realität vieler Frauen, die sich jahrelang selbst nicht verstanden haben.

Nimm dir Zeit.
Lies in Ruhe.
Und vor allem:
Beobachte nicht nur dein Verhalten – sondern dein Innenleben.

Gedanken & Konzentration

- Hast du oft 100 Gedanken gleichzeitig – aber bekommst nichts zu Ende?

- Hast du Schwierigkeiten, dich auf Aufgaben zu fokussieren, obwohl du willst?

- Beginnt dein Kopf in Momenten der Ruhe, *noch lauter* zu werden?

- Lässt du dich leicht ablenken – auch von inneren Impulsen?

- Merkst du beim Lesen oder Zuhören oft, dass du abgeschweift bist?

Organisation & Alltag

- Ist dein Alltag eine To-do-Liste, die nie leer wird – auch in deinem Kopf?

- Fängst du viele Dinge an, aber ziehst sie selten durch?

- Verlierst du oft Dinge oder vergisst du Termine – trotz Kalender und Erinnerungen?

- Funktionierst du am besten kurz vor der Deadline – unter Druck und Chaos?

- Sieht deine Wohnung oft nicht danach aus, wie du dich eigentlich fühlst?

Emotionen & Reizverarbeitung

- Reagierst du emotional oft intensiver als andere – freudig, verletzt, wütend?

- Fühlst du dich in Gruppen schnell überfordert, auch wenn du niemandem das zeigst?

- Hast du das Gefühl, du „fühlst zu viel" – und kannst es nicht abschalten?

- Kennst du emotionale Abstürze ohne klaren Auslöser?

- Zerdenkst du soziale Situationen stunden- oder tagelang?

Identität & Selbstbild

- Fühlst du dich oft „zu viel" oder „nicht richtig" – ohne es genau benennen zu können?

- Hast du dich ein Leben lang verglichen – und bist fast immer schlechter weggekommen?

- Wechseln deine Interessen und Projekte regelmäßig, oft mit kurzer, intensiver Begeisterung?

- Fällt es dir schwer, dich „in dir selbst" sicher zu fühlen?

- Hattest du schon oft das Gefühl, du spielst eine Rolle?

Wenn du dich in vielem wiedererkennst, dann darfst du innehalten

Nicht, um sofort zu sagen: *„Ich habe ADHS!"*
Sondern um zu verstehen:
Du bist nicht allein.
Es gibt eine Sprache für das, was du fühlst.
Und du darfst sie dir holen.

52

Vielleicht ist das der Moment, in dem du beginnst, dich selbst zu sehen –
nicht als Problem, sondern als Muster, das endlich **einen Namen bekommt.**

14. Der Moment der Diagnose – Befreiung oder Schock?

Der Moment, in dem du die Diagnose bekommst –
„ADHS" –
kann sich anfühlen wie eine Erleichterung.
Oder wie ein Schlag.
Oder beides gleichzeitig.

Du sitzt da.
Vielleicht bei einer Psychiaterin.
Oder bei einem Neurologen.
Vielleicht in einer E-Mail.
Vielleicht gar nicht offiziell – sondern du weißt es einfach.

Und plötzlich fällt ein Wort auf dein Leben,
das alles, was du jemals gefühlt hast,
erklärt – und infrage stellt.

Endlich eine Antwort – und tausend neue Fragen

Viele Frauen berichten:

„Ich war erleichtert – aber auch traurig."
„Ich hab geweint – nicht aus Scham, sondern weil ich mich zum ersten Mal verstanden gefühlt habe."
„Ich hatte das Gefühl, ich hätte mein ganzes Leben rückwärts gelesen."

Denn was die Diagnose bringt, ist **Sprache.**
Und mit ihr kommen Bilder, Verbindungen, Rückblicke:

- Die chaotische Jugend, die niemand ernst nahm.

- Das übertriebene Bemühen, alles zu kontrollieren.

- Die ständige Erschöpfung.

- Die ständige Selbstkritik.

- Der Druck, alles zu schaffen – bei gleichzeitigem inneren Durcheinander.

Die Wut kommt oft später

Wut darüber, dass es so lange gedauert hat.
Wut darüber, wie oft du dich selbst abgewertet hast.
Wut darüber, wie oft du als überempfindlich, undiszipliniert oder schwierig abgestempelt wurdest.
Wut auf ein System, das Frauen mit ADHS **nicht mitgedacht hat.**

„Wie wäre mein Leben gelaufen, wenn ich das früher gewusst hätte?"
„Was hätte ich mir erspart?"
„Wie viele falsche Diagnosen, wie viele Tränen, wie viel Rückzug?"

Diese Fragen sind real – und sie tun weh.
Aber sie sind auch ein Zeichen dafür,
dass du **endlich beginnen darfst, dich nicht länger zu bekämpfen – sondern dich zu verstehen.**

Eine Diagnose ist kein Etikett – sie ist ein Kompass

Du bist nicht deine Diagnose.
Aber du bist auch nicht länger verloren.

Denn ADHS zu benennen heißt nicht, sich einzuengen –
sondern **endlich klarzusehen.**

Es bedeutet:

- deine Lebensgeschichte neu zu lesen,

- deine Reaktionen nicht mehr zu bewerten,

- deine Strategien zu verstehen,

- und deine Bedürfnisse ernst zu nehmen.

Und das ist kein Defizit.
Es ist ein Anfang.

15. Du bist mehr als drei Buchstaben: Identität neu finden

AD(H)S.
Drei Buchstaben.
Und plötzlich fängt dein ganzes Leben an, sich umzuschreiben.

Aber du bist nicht diese Buchstaben.
Du bist nicht dein Befund.
Du bist nicht deine Diagnose.

Du bist eine Frau, die sich jahrelang durch ein System bewegt hat, das sie nicht gesehen hat.
Die sich angepasst hat, ohne es zu wollen.
Die sich geschämt hat, obwohl sie nichts falsch gemacht hat.
Die geleistet hat, obwohl sie innerlich oft kaum noch konnte.

Und jetzt stehst du da – mit einer Erkenntnis, die alles verändert.
Und du fragst dich vielleicht:
„Wer bin ich jetzt?"

Zwischen Erleichterung und Identitätskrise

Denn diese Diagnose ist mehr als eine Information.
Sie ist ein Spiegel.
Sie wirft Fragen auf:

- Wer wäre ich gewesen, wenn ich das früher gewusst hätte?

- War ich je „ich selbst" – oder immer nur eine angepasste Version davon?

- Was ist ADHS – und was bin wirklich *ich*?

Diese Fragen tun weh.
Aber sie öffnen auch Türen.

Denn endlich darfst du anfangen, **dich selbst zu rekonstruieren**.
Nicht aus Mangel – sondern aus Erkenntnis.
Nicht aus Defizit – sondern aus Tiefe.

ADHS erklärt dich – aber es begrenzt dich nicht

Dein Gehirn funktioniert anders.
Deine Wahrnehmung ist intensiver.
Deine Emotionen sind schneller, tiefer, echter.
Dein Denken ist nicht linear – sondern vernetzt.
Deine Welt ist oft zu laut, zu grell, zu viel.
Aber du bist genau richtig.

Du bist nicht defekt.
Du warst nie zu empfindlich.
Nie zu kompliziert.
Nie zu sprunghaft.
Nie zu still.
Du warst einfach **nicht verstanden**.

Jetzt darfst du dich selbst verstehen.
Und dich darin neu finden.

Du musst dich nicht neu erfinden – du darfst dich erinnern

Erinnern, wie du warst,
bevor du dich angepasst hast.
Bevor du dich klein gemacht hast.
Bevor du versucht hast, „richtig" zu sein.

Und du darfst dich fragen:

Was würde ich tun, wenn ich mich nicht dauernd hinterfragen
müsste?
Wer wäre ich, wenn ich nicht ständig funktionieren müsste?
Was tut mir gut – unabhängig davon, wie es andere machen?

Du darfst laut sein.
Oder leise.
Chaotisch.
Oder klar.
Emotional.
Oder nüchtern.
Du darfst du sein.

Teil 4 – Alltag mit ADHS: Strategien, die wirklich helfen

16. Reizfilter bauen – Ordnung im Außen, Ruhe im Kopf

Wenn du ADHS hast, dann ist dein Gehirn nicht „schwach" – es ist **offen.**

Offen für Reize. Für Töne. Für Zwischentöne. Für Licht, Bewegungen, Fragen, Geräusche, Emotionen.
Für alles gleichzeitig – und oft zu viel davon.

Was für andere ein normaler Raum ist,
ist für dich ein offenes System aus Eindrücken,
die ungefiltert auf dich einprasseln.

Deshalb ist eine der wichtigsten Erkenntnisse:

Nicht du bist zu empfindlich – deine Umgebung ist zu laut.

Reizüberflutung ist real – und kostet Kraft

Viele Frauen mit ADHS sind erschöpft,
nicht weil sie weniger können,
sondern weil sie **mehr verarbeiten.**

Dein Nervensystem ist wie ein Radar –
es scannt alles gleichzeitig.
Du nimmst alles wahr,
aber du kannst es nicht immer sortieren.

Die Folge:

- Dein Fokus zerfällt.

- Deine Energie sinkt.

- Deine Reizschwelle wird niedriger.

- Und du fühlst dich, als würdest du implodieren –
  auch wenn du äußerlich ruhig wirkst.

Was hilft? Reizfilter – außen wie innen.

ADHS braucht Struktur.
Nicht als starres System – sondern als **Puffer gegen die Welt.**

Hier ein paar Strategien, die dir wirklich helfen können:

---

1. Die Macht der äußeren Ordnung

Nicht aus Zwang, sondern aus Selbstfürsorge.

- Weniger Dinge = weniger Reize = mehr Klarheit

- Klare Plätze für Schlüssel, Portemonnaie, Handy

- Sichtbare Ordnung: offene Ablagen, farbige Boxen,
  Etiketten

- Weniger Deko, neutrale Farben, ruhige Flächen

Dein Raum darf dich nicht anschreien.
Er darf dich **einladen zu atmen.**

---

2. Reizfreie Zonen schaffen

Ein Raum, ein Platz, ein Sessel –
wo kein Bildschirm ist, keine Aufgaben liegen,
wo du **nur sein darfst.**

Dein Nervensystem braucht Rückzugsorte –
nicht, weil du schwach bist,
sondern weil du **überlebensfähig bleiben willst.**

---

3. Geräusche bewusst gestalten

- Noise-Cancelling-Kopfhörer

- Naturgeräusche statt Stimmengewirr

- Weiße Geräusche beim Arbeiten

- Ruhezeiten – echte Stille – auch wenn nur für 10 Minuten

Was du hörst, beeinflusst, wie du denkst.
Und wie du denkst, bestimmt, wie du fühlst.

---

4. Grenzen im Digitalen

ADHS liebt Reize –
und Social Media ist ein Buffet davon.

Aber:
Jeder Reiz kostet Energie.

- App-Beschränkungen

- Bildschirmzeit bewusst reduzieren

- Bildschirmpausen ohne Schuldgefühl

- Abends: weniger Input, mehr Integration

Dein Nervensystem braucht nicht mehr Informationen.
Es braucht **weniger Unterbrechung.**

---

5. Energiemanagement statt Zeitmanagement

Viele Frauen mit ADHS versuchen, ihre Zeit zu managen –
und vergessen, dass ihre **Energie der wahre Engpass** ist.

Plane in Energieblöcken:

- Wann bist du klar?

- Wann wirst du reizbar?

- Wo brauchst du mehr Puffer?

Nutze deine Hochphasen für Wichtiges.
Erlaube dir Tiefphasen ohne Schuld.

---

6. Mikro-Pausen einbauen – nicht nur „wenn Zeit ist"

ADHS-Gehirne brauchen regelmäßige Pausen –
nicht erst nach dem Stress, sondern währenddessen.

Mikro-Pausen sind kleine Inseln im Tag:

- 60 Sekunden Augen schließen

- 3 bewusste Atemzüge

- Kurz aus dem Fenster schauen

- Ein Glas Wasser in Ruhe trinken

- Hände auf die Brust legen: *Ich bin da*

Diese Minischritte sind kein Luxus.
Sie sind Regulation.
Und sie helfen dir, früher zu merken, wenn du übervoll wirst.

---

7. "Reiz-Fasten" am Morgen

Wie du den Tag beginnst, bestimmt, wie du ihn erlebst.

Versuche 15–30 Minuten nach dem Aufwachen:

- kein Handy

- kein Scrollen

- kein Sprechen, wenn möglich

- stattdessen: Licht, Wasser, Atmen

Diese Reizabstinenz am Morgen gibt deinem System einen klaren Start,
bevor du Input verarbeitest.
Und du wirst spüren: Dein gesamter Tag verändert sich.

---

8. Kleidung & Körper als Reizregulator

ADHS bedeutet oft auch: körperliche Reizempfindlichkeit.
Deshalb: Kleidung, die dich nicht nervt – sondern hält.

- weiche, eng anliegende Stoffe

- neutrale Farben

- keine kratzenden Etiketten

- bequeme Schnitte

- bestimmte Ketten, Tücher oder Sensorik-Elemente (wie schwere Decken)

> Tipp: Kleidung kann auch ein sicherer Rahmen sein – ein „Anker", der sagt:
> *„Ich spüre mich – ich bin hier."*

9. Musik gezielt als „Stimmungsschalter" nutzen

ADHS = schneller Wechsel in Stimmung & Energie.
Deshalb: Musik bewusst als Reizsteuerung verwenden.

Erstelle 3 Playlists:

1. Beruhigend (langsamer Puls, Piano, Naturklänge)

2. Aktivierend (Rhythmus, keine Texte, positive Energie)

3. Emotional entlastend (Lieder, die dich fühlen lassen, was du verdrängst)

Musik reguliert dein Nervensystem schneller als jedes Argument.

10. Reizüberlastung ernst nehmen – früh, nicht zu spät

Viele Frauen ignorieren die ersten Anzeichen:

- das innere Zusammenzucken

- das diffuse Gefühl von „Zu viel"

- das Vermeiden von Gesprächen

- die plötzliche Reizbarkeit

Trainiere dich selbst, diese Warnsignale zu hören.
Nicht, um sie zu „überwinden",
sondern um dich rechtzeitig zu schützen.

Sage dir selbst:

„Ich darf mir erlauben, aufzuhören, bevor es zu viel wird."
„Ich bin nicht schwach – ich bin verbunden mit mir."

Ruhe entsteht nicht von selbst – du darfst sie gestalten

Dein Nervensystem braucht Schutz – nicht als Rückzug,
sondern als liebevolle Grenze.

Reizfilter zu bauen heißt nicht, die Welt auszuschließen.
Es heißt, **dich selbst einzuladen.**

Du bist nicht schwach, weil du Pausen brauchst.
Du bist klug, wenn du erkennst, was dir guttut.

---

17. Struktur, ohne sich zu verlieren

Struktur – das klingt oft wie das Gegenteil von Freiheit.
Wie ein starres System. Ein Korsett.
Etwas, das dich einengt, dich zwingt, dich kontrolliert.

Aber was viele Frauen mit ADHS erleben:
Fehlende Struktur ist keine Freiheit – sie ist Überforderung.

Denn dein ADHS-Gehirn liebt Impulse, Spontaneität, kreative Ausbrüche.
Aber: Es braucht einen **Rahmen**, um sich darin sicher zu entfalten.

Struktur ist nicht Kontrolle – sie ist ein Anker

Wenn du weißt, was als Nächstes kommt,
wird dein Nervensystem ruhiger.
Wenn du klare Abläufe hast,
musst du weniger Energie auf Entscheidungen verwenden.

Aber Achtung:
Struktur muss zu dir passen.
Sie muss **dich unterstützen – nicht dominieren.**

Wichtige Strategien, um gesunde Struktur aufzubauen:

1. Beginne mit Ritualen, nicht mit To-dos

Rituale sind sanfter als Aufgaben.
Sie geben Halt – ohne Druck.

- **Morgenritual**: Tee, Musik, Notizbuch, 5 Minuten am Fenster

- **Arbeitsstart-Ritual**: Laptop auf, Lieblingsstift bereit, leere Fläche schaffen

- **Abendritual**: 3 Sätze aufschreiben, Kerze anzünden, bewusst langsamer werden

Rituale machen Übergänge spürbar.
Und sie signalisieren deinem Gehirn:

„Jetzt darfst du dich ausrichten.“

---

2. Nutze visuelle Struktur statt „Kopflisten"

Viele Frauen mit ADHS versuchen, alles im Kopf zu behalten – und brennen dabei innerlich aus.

Stattdessen:

- Wandplaner

- Wochenübersicht auf Papier

- Farbige Post-its

- Klare Tagesstruktur in Boxen: *Morgen / Mittag / Abend*

Was sichtbar ist, entlastet dein System.

3. Plane in Blöcken – nicht in Uhrzeiten

Wenn du dir vornimmst, um 10:00 Uhr etwas zu tun –
und du es um 10:03 Uhr nicht tust,
fühlt sich das wie „Versagen" an.
Die Folge: innerer Rückzug oder Prokrastination.

Besser: **Zeitblöcke.**

- *Vormittag*: Fokuszeit

- *Nachmittag*: Kreativ oder Termine

- *Abend*: Entlastung, Reflexion

Innerhalb dieser Fenster darf Bewegung entstehen –
aber du verlierst dich nicht.

---

4. Vermeide „Ganz-oder-gar-nicht"-Strukturen

Du musst nicht alles erledigen,
nur weil es auf der Liste steht.
Du darfst **Teilschritte** machen.
Du darfst **mittendrin aufhören.**

Beispiel:

Statt „Küche aufräumen" →
„Tisch frei machen, Spüle leer, Kerze anzünden"

Kleine Etappen = machbar = Erleichterung = Dopamin.
Und Dopamin ist dein Freund.

5. Vertraue auf deinen Rhythmus – nicht auf die Norm

Du bist nicht faul.
Du bist nicht unorganisiert.
Du hast nur **eine andere innere Uhr.**

Vielleicht denkst du nachts am klarsten.
Vielleicht brauchst du drei Anläufe.
Vielleicht ist deine Ordnung nicht hübsch – aber funktional.

Deine Struktur muss nicht perfekt sein – sie muss dir guttun.

Struktur heißt nicht „richtig" – sie heißt: verbunden mit dir

Wenn du eine Struktur findest,
die dich unterstützt, statt dich zu bremsen –
dann wirst du merken:

Du bist nicht zu chaotisch.
Du hattest nur noch keine Form, die dich hält.

Und du darfst sie dir jetzt bauen.
Mit Liebe. Mit Erlaubnis. Und ohne Druck.

18. To-do-Listen, die dich nicht erschlagen

To-do-Listen können Wunder wirken.
Oder dich in die Knie zwingen.

Für viele Frauen mit ADHS sind klassische Listen kein Hilfsmittel
–

sondern ein **emotionaler Trigger.**

Warum?

Weil sie oft wie eine **Anklage** wirken.
Weil sie das Gefühl verstärken, „nicht zu schaffen, was man sich
vorgenommen hat".
Weil sie endlos sind – und du irgendwann **aufgibst, bevor du
beginnst.**

Aber das liegt nicht an dir.
Das liegt daran, **wie diese Listen aufgebaut sind.**

Was klassische To-do-Listen mit ADHS machen:

- Sie überfordern mit zu vielen Punkten

- Sie enthalten zu unkonkrete Aufgaben

- Sie ignorieren Energielevel, Emotionen, Realität

- Sie lassen keinen Raum für Flexibilität

- Sie „resetten" sich nicht – sie wachsen

Das Ergebnis:
Du machst das, was du nicht machen solltest –
du **vermeidest** sie.
Und fühlst dich danach noch schlechter.

Was du brauchst, sind Listen, die dich führen – nicht beurteilen

Hier sind 5 Strategien, wie du deine To-dos so gestaltest, dass sie **dir dienen – nicht dich dominieren**:

---

1. Die „Heute wirklich wichtig"-Liste

Maximal 3 Punkte.
Nur Dinge, die heute realistisch machbar sind.
Nicht: „Website überarbeiten"
Sondern: „Startseite anschauen und 1 Notiz machen"

Diese Liste gibt dir Fokus.
Sie ersetzt dein Überforderungspaket durch:

„Wenn ich das schaffe, war der Tag gut."

---

2. Unterteile Aufgaben in kleinste Schritte

ADHS-Gehirne vermeiden große, unkonkrete Aufgaben.
Weil sie sofort ein Gefühl von Überforderung auslösen.

Statt:

- „Wohnung aufräumen"
  → „Schuhe in Regal"
  → „Spüle freiräumen"
  → „Kerze anzünden"

Kleine Aufgaben = schnelle Erfolge = Dopamin-Kick = Motivation

3. Die „Drei-Stapel"-Liste

Aufteilen in:

1. **Muss ich heute tun**

2. **Wäre schön, wenn…**

3. **Verschiebe ich bewusst**

So trainierst du dich selbst darin,
Verantwortung realistisch zu priorisieren –
ohne dich dabei zu zerreißen.

Und: Du siehst, dass Verschieben keine Schwäche ist –
sondern bewusste Regulation.

---

4. Zeit statt Aufgaben notieren

Statt „Steuer machen"
→ „20 Minuten mit Steuer starten"
Statt „Mail schreiben"
→ „10 Minuten Mailentwurf anfangen"

Das reduziert inneren Widerstand.
Denn 10 Minuten wirken machbarer als das „ganze Thema".

Oft kommt danach automatisch mehr –
aber ohne Zwang.

5. Belohnung einbauen – nicht als Trick, sondern als Selbstfürsorge

To-do-Listen sollten **nicht wie ein Hamsterrad wirken.**

Stattdessen:
„Wenn ich Punkt 1 mache, höre ich 1 Lied mit geschlossenen Augen."
„Wenn ich die Küche starte, darf ich danach 10 Minuten lesen."
„Wenn ich alles NICHT mache, ist das auch okay – wenn ich es bewusst wähle."

ADHS braucht Sinn, Gefühl und Freude –
nicht nur Struktur.

Deine Liste darf sich nach dir richten – nicht du nach ihr

To-dos sind nur Werkzeuge.
Kein Maßstab für deinen Wert.
Keine Bühne für Selbstzweifel.
Keine Bühne für Perfektionismus.

Du bist keine Maschine.
Du bist ein Mensch mit einem empfindsamen, wundervollen System.

Du darfst dir die Werkzeuge bauen,
die dich begleiten –
und nicht überfordern.

19. Deadlines, Dopamin und das Belohnungsprinzip

Wenn du ADHS hast, ist dein Gehirn nicht einfach „unstrukturiert".
Es funktioniert nur **nach einem anderen System** – und das System heißt: **Dopamin.**

Dopamin ist der Botenstoff für Motivation, Fokus und Belohnung.
Und genau davon hast du **zu wenig im Ruhemodus** – weshalb dich „langweilige", alltägliche Aufgaben **nicht aktivieren.**

Aber gib dir eine Deadline, ein kleines Drama oder eine minimale Katastrophe –
und plötzlich **läuft dein System auf Hochtouren.**

Warum ADHS-Menschen oft nur „unter Druck funktionieren"

Viele Frauen mit ADHS sagen:

„Ich brauche den Zeitdruck, sonst passiert gar nichts."
„Ich fange erst an, wenn es fast zu spät ist."
„Wenn ich nur noch zwei Stunden habe, geht alles plötzlich."

Das ist kein Charakterfehler.
Das ist **Neurologie.**

Unter Stress wird Dopamin ausgeschüttet –
und auf einmal kannst du **fokussieren, entscheiden, erledigen.**

Klingt praktisch?
Ja – kurzfristig.

Langfristig?

Ein Rezept für Dauerstress, Erschöpfung und Selbstabwertung.

Was du brauchst, ist nicht mehr Druck – sondern klügere Belohnung

Das Zauberwort heißt: **Dopamin-Management**
– und das bedeutet:

Wie kannst du dein System „anstupsen",
ohne es zu überfordern?

Hier sind 5 Strategien, die dein Dopamin unterstützen:

---

1. Mini-Deadlines mit Sofortbelohnung

Statt: „Bis morgen Abend alles fertig"
→ „Bis 11 Uhr Punkt 1 – danach 10 Minuten Lieblingsmusik"
→ „Bis 15 Uhr Punkt 2 – danach Kaffee mit Kerze"

Klein. Greifbar. Direkt.

ADHS braucht schnelle Belohnung – nicht nur große Ziele.

2. Spannung bewusst dosieren

Wenn du weißt, dass du unter leichtem Druck produktiv wirst,
nutze das bewusst – ohne dich zu sabotieren:

→ Stell dir selbst eine Challenge:
„Ich schreibe diese E-Mail in 8 Minuten."

→ Verwende einen Timer mit Countdown-Optik.

→ Setz dir bewusst kurze Zeitfenster für langweilige Aufgaben.

---

3. Zwischenstände feiern

Du musst nicht warten, bis alles fertig ist.

ADHS-Gehirne brauchen **Erfolgserlebnisse unterwegs**.

- 10 Minuten konzentriert = Erfolg

- Aufgabe angefangen = Erfolg

- Teilziel erreicht = Erfolg

Trag es in eine „Ich hab's geschafft"-Liste ein.

Dein Gehirn liebt es, sich selbst zu beweisen, dass es kann.

---

4. Bewegung = natürliches Dopamin

Kurze Aktivitätseinheiten = mehr Fokus.

- 2 Minuten Seilspringen

- 10 Hampelmänner

- Treppe rauf + runter

- Powerwalk um den Block

Bewegung reguliert dein Nervensystem und steigert Dopamin – besser als jede App.

---

5. Erlaube dir „Dopamin ohne Leistung"

Nicht alles muss verdient sein.
Du darfst dich belohnen,
einfach weil du **dich selbst versorgst**.

Ein Bad.
Ein Lied.
Ein gutes Essen.
Ein „Ich darf heute nichts machen"-Abend.

Das ist kein Aufschieben.
Das ist **Anerkennung.**

Du brauchst keine Deadline, um zu funktionieren.

Du brauchst ein System, das zu deinem Inneren passt.**

Druck kann Dopamin erzeugen –
aber er kann dich auch zerstören.

Lernen, **sich selbst zu aktivieren**,
ohne ständig in Krisenmodus zu gehen,
ist eines der größten Geschenke,
die du dir als Frau mit ADHS machen kannst.

20. Was dir wirklich hilft: Ernährung, Bewegung, Pause, Klarheit

ADHS ist kein reines Aufmerksamkeitsproblem.
Es ist ein **neurobiologisches und körperliches Gesamtsystem**,
das sich durch deinen ganzen Alltag zieht:
in deinem Kopf, in deinem Nervensystem, in deiner Verdauung,
in deinem Energiehaushalt.

Und genau deshalb braucht es mehr als Tipps für To-do-Listen.
Es braucht **Zuwendung für deinen Körper.**
Nicht als Diät, nicht als Kontrolle –
sondern als liebevolle Entscheidung für dich.

---

1. Ernährung – weniger Reize, mehr Stabilität

Viele Frauen mit ADHS spüren erst nach Jahren:
Wie sehr ihr Essen ihr Denken beeinflusst.

- Zu viel Zucker = Dopamin-Absturz

- Zu wenig Eiweiß = kein Neurotransmitter-Baustein

- Zu viele Schwankungen = Reizanfälligkeit

Was dir hilft:

- Regelmäßige Mahlzeiten (Blutzucker = Fokus)

- Proteine zum Frühstück

- Komplexe Kohlenhydrate (Hafer, Linsen, Quinoa)

- Viel Wasser, weniger Koffein

- Magnesium, Omega-3, ggf. ärztlich begleitete Supplementierung

Nicht perfekt. Nicht dogmatisch.
Nur: **achtsamer.**

---

2. Bewegung – nicht für Kalorien, sondern für Klarheit

Du musst kein Fitnessprogramm starten.
Du musst nicht „sportlich" sein.
Du darfst dich einfach **bewegen, weil du atmen willst.**

Denn:

- Bewegung steigert Dopamin

- reguliert dein Nervensystem

- reduziert Reizüberflutung

- erhöht Fokus, Selbstwirksamkeit, Stimmung

Was hilft:

- 10 Minuten Dehnen am Morgen

- 20 Minuten Spazieren mit Musik oder Stille

- Tanzen im Wohnzimmer

- Barfuß laufen im Garten

- Kurze Yoga-Sessions (2 Sonnengrüße reichen)

Bewegung ist kein Ziel – sie ist ein Werkzeug für deinen Kopf.

3. Pausen – nicht als Belohnung, sondern als Teil des Systems

Frauen mit ADHS glauben oft, sie müssen erst „alles geschafft"
haben,
bevor sie Pause machen dürfen.

Aber:
Pausen sind keine Belohnung – sie sind Regulation.

Dein Nervensystem braucht:

- **Vollpausen**: Kein Input, kein Output

- **Reizpausen**: Kein Licht, keine Gespräche, nur Stille

- **Mikropausen**: 1 Minute atmen, 30 Sekunden Augen
  schließen

Plane Pausen wie Termine –
weil sie genauso wichtig sind wie alles andere.

---

4. Klarheit – innen wie außen

ADHS liebt Impulse – und verliert sich darin.
Deshalb brauchst du Klarheit:

- über deine Bedürfnisse

- über deinen Energiehaushalt

- über deine Grenzen

- über deine Werte

Was hilft:

- Einmal täglich fragen: *„Was brauche ich gerade?"*

- Ein Wochenüberblick mit den Fragen:
  - *Was tut mir gut?*
  - *Was zieht mir Energie?*
  - *Worauf freue ich mich?*

- Ehrlich sein, auch wenn andere es nicht verstehen

Klarheit ist keine Strenge.
Klarheit ist **Selbstverbindung.**

> ****Dein Alltag wird nicht „einfach" –**
>
> aber er kann echter, ruhiger, machbarer werden.**

Du brauchst keine radikale Veränderung.
Du brauchst **echte Entscheidungen für dich.**
Jeden Tag ein Stück.
Ein Prozent.
Ein kleiner Schritt.

Denn Heilung bei ADHS heißt nicht: *Ich funktioniere endlich.*
Sondern: *Ich muss es nicht mehr gegen mich tun.*

Teil 5 – Beziehungen, Familie, Beruf: ADHS wirkt überall

21. ADHS & Mutterrolle – zwischen Reiz und Rückzug

Niemand bereitet dich darauf vor,
was es heißt, Mutter zu sein –
und dabei ein Nervensystem zu haben,
das **ständig auf Empfang** ist.

ADHS und Mutterschaft – das ist oft
ein Spagat zwischen grenzenloser Liebe
und dem Bedürfnis, einfach nur **Ruhe** zu haben.
Ein Tanz zwischen Überreizung und Überverantwortung.
Zwischen Chaos außen – und Sturm innen.

Die Realität vieler Mütter mit ADHS sieht so aus:

- Du liebst dein Kind mehr als alles – und bist trotzdem oft überfordert.

- Du willst präsent sein – und driftest trotzdem ständig ab.

- Du fühlst dich schuldig, wenn du genervt bist –
  und überfordert, wenn du dich um alles kümmern musst.

- Du willst strukturieren – und versinkst im Alltag.

- Du planst mental zehn Schritte voraus –
  und vergisst dabei, den ersten wirklich zu tun.

Und du fragst dich irgendwann:
„Bin ich eine schlechte Mutter? Oder einfach nicht belastbar?"

Aber die Wahrheit ist:
Dein System arbeitet am Limit. Jeden Tag.

Reize in der Mutterschaft sind nicht normal – sie sind dauerhaft

Ein weinendes Baby.
Ein Kind, das ständig etwas fragt.
Unvorhersehbare Abläufe.
Fehlende Pausen.
Multitasking.
Emotionale Ansprache ohne Filter.
24/7-Bereitschaft.

Für ein ADHS-Gehirn bedeutet das:
Dauerhafte Überstimulation.

Und weil du keine Pause hast –
explodiert dein System irgendwann.
Nicht, weil du egoistisch bist.
Sondern weil du **keine Reizverarbeitungspuffer** mehr hast.

Was dir helfen kann – ohne zusätzlich zu überfordern

1. Mikro-Auszeiten ernst nehmen

Nicht warten, bis du „Urlaub" brauchst.
5 Minuten mit Kopfhörern, Tür zu, Rücken an die Wand =
Regulation.

2. Nicht alles selbst machen

ADHS-Frauen neigen zu Kontrolle – aus Angst vor Chaos.
Lass los. Nicht alles muss perfekt sein.
Ein okayes Frühstück > ein Burnout in der Küche.

3. Mit Kindern über Reize sprechen

„Mama ist gerade voll im Kopf. Ich brauche kurz leise."
Kinder verstehen mehr, als du denkst.
Und sie lernen, dass **Selbstfürsorge normal ist.**

4. Strukturen, die dich entlasten – nicht dich anklagen

Essensplan, Wäsche-Zonen, 1-Minute-Aufräumroutinen.
Nicht als Druck – sondern als Halte-Rahmen.

5. Wertschätzung statt Vergleich

Du siehst andere Mütter und denkst: *„Die kriegen alles hin."*
Aber du siehst nicht, **wie sie innerlich kämpfen – oder wie viel Hilfe sie haben.**
Du brauchst keine perfekte Methode.
Du brauchst **Raum, dich selbst nicht zu verlieren.**

> **Du bist eine gute Mutter – auch wenn du manchmal Rückzug brauchst**

ADHS heißt nicht: du kannst es nicht.
Es heißt: **du brauchst andere Bedingungen.**
Mehr Reizschutz.

Mehr Verständnis.

Mehr Klarheit, wann du aufhörst, dich zu überfordern.

Und du darfst auf dich achten.

Denn dein Kind braucht keine perfekte Mutter.

Es braucht **eine echte.**

22. Partnerschaft: Wie du ehrlich wirst – auch mit dir selbst

ADHS hört nicht an der Tür zur Beziehung auf.
Es sitzt mit am Frühstückstisch.
Es steht zwischen den Zeilen eurer Gespräche.
Es liegt manchmal zwischen euch im Bett –
nicht als Mensch, sondern als Unsichtbares,
das nicht benannt wird.

Denn ADHS in der Partnerschaft ist oft:
Emotionaler Lärm bei äußerlicher Stille.
Ein ständiges Ringen zwischen Nähe und Reizgrenze.
Zwischen: *„Ich liebe dich"* –
und: *„Ich kann gerade nichts mehr aufnehmen."*

Was viele Frauen mit ADHS in Beziehungen erleben:

- Du verpasst Termine – und fühlst dich kindlich.

- Du explodierst wegen Kleinigkeiten – und schämst dich danach.

- Du hast das Gefühl, du bist „zu viel" – emotional, laut, wechselhaft.

- Du brauchst Rückzug – aber fühlst dich dann schuldig.

- Du vergisst Dinge – und denkst, du bist keine gute Partnerin.

- Du brauchst klare Worte – bekommst aber Andeutungen.

- Du liebst tief – aber fühlst dich trotzdem oft allein.

Und irgendwann fragst du dich:
„Bin ich wirklich beziehungsfähig – oder nur anstrengend?"

ADHS ist keine Entschuldigung – aber eine Erklärung

Wenn dein Nervensystem ständig feuert,
wenn dein Kopf in Schleifen denkt,
wenn du Emotionen 10x intensiver erlebst,
dann wirkt eine normale Beziehung **nicht normal auf dich.**

Du brauchst:

- Klarheit statt Andeutungen

- Struktur statt spontane Veränderungen

- Sicherheit statt unausgesprochener Erwartungen

- Raum zum Atmen – und Nähe, wenn du dich nicht
  überreizt fühlst

Und du brauchst das Recht, zu sagen:

„Ich liebe dich. Aber ich kann gerade nicht funktionieren."
„Ich bin überreizt – nicht genervt von dir."
„Ich brauche Rückzug – nicht weil du falsch bist, sondern weil
ich voll bin."

Ehrlichkeit beginnt nicht beim anderen – sondern in dir

Viele Frauen mit ADHS versuchen,
ihre „Makel" zu verstecken.
Sie spielen die Rolle der entspannten, liebevollen,
strukturierten Frau –
bis sie innerlich explodieren.
Oder zusammenbrechen.

Liebe bedeutet nicht, dich anzupassen.
Liebe bedeutet, dich zeigen zu dürfen –
mit deinem Chaos, deinen Fragen, deiner Echtheit.

Was hilft in der Partnerschaft mit ADHS?

- **Wissen teilen**: Lass deinen Partner verstehen, wie du fühlst – nicht wie er „reagieren soll".

- **Zustände benennen**: „Ich bin im Reiz-Overload." statt „Lass mich einfach!"

- **Reizfreie Zonen schaffen** – auch in Gesprächen: 1 Thema zur Zeit, klare Absprachen

- **Verbindlichkeit einfordern**, ohne Vorwurf – z. B. über Kalender, Reminder, Wochenplan

- **Schuldgefühle bewusst stoppen**: Du bist nicht weniger liebenswert, weil du anders bist.

Deine Beziehung darf dich entlasten – nicht nur fordern

Du musst dich nicht kleiner machen,
um in einer Beziehung Platz zu haben.
Und du musst dich nicht verstellen,
um geliebt zu werden.

Du darfst so sein, wie du bist –
und dich dabei entwickeln.

Denn ADHS macht Nähe nicht unmöglich.
Es braucht nur mehr Bewusstsein –
und manchmal auch neue Sprache für das,
was du fühlst, aber lange nicht sagen konntest.

23. Beruf & Erschöpfung: ADHS und Arbeitswelt als Frau

Die meisten Frauen mit ADHS können arbeiten.
Viele von ihnen arbeiten sogar **mehr als andere.**
Weil sie kompensieren.
Sich anpassen.
Leisten.
Durchziehen.
Maskieren.

Sie liefern ab – auch wenn es sie innerlich ausbrennt.
Und genau deshalb erkennt sie niemand.

Denn sie „funktionieren".
Bis sie **nicht mehr funktionieren.**

ADHS-Frauen sind oft hochleistend – und innerlich am Limit

Du wirst gelobt für deine Kreativität, deinen Einsatz, dein Organisationstalent –
und gleichzeitig:

- brauchst du doppelt so lange für Aufgaben, die dich langweilen

- sitzt du ewig an einer Mail, weil du jedes Wort fünfmal überdenkst

- überforderst du dich mit Selbstkritik und Reizverarbeitung

- verlierst du dich in Gedanken, Deadlines, Ablenkungen

- fühlst du dich wie eine Hochstaplerin, obwohl du jeden Tag alles gibst

Und das Schlimmste?
Du glaubst, **es liegt an dir.**

Was du erlebst, ist kein Versagen – es ist Systemstress

Viele klassische Arbeitsmodelle sind auf lineares Denken, monotone Abläufe, dauerhaft gleichbleibende Leistung ausgelegt.
ADHS funktioniert anders:

- Motivation ist schwankend

- Reize sind nicht filterbar

- Struktur muss sich flexibel anfühlen

- Deadlines wirken aktivierend – aber können auch blockieren

- Lob wird oft gebraucht – aber selten gegeben

Und trotzdem schämst du dich, wenn du müde bist.
Weil du denkst: *„Andere schaffen das doch auch."*
Aber andere **haben nicht dein Gehirn**.
Nicht deine permanente Reizoffenheit.
Nicht deinen inneren Aufwand, um überhaupt „normal" zu wirken.

Was dir im Job helfen kann – wirklich helfen:

1. Klare Aufgaben statt vager Ziele

„Bitte die Excel-Tabelle bis Donnerstag mit den Spalten X–Z"
statt:
„Du könntest dir ja mal überlegen, wie man das aufbereiten
kann."

ADHS braucht **Klarheit statt Andeutung.**

2. Weniger Multitasking – mehr Fokus-Zeit

Stille, Noise-Cancelling, Timer, feste Deep-Work-Zeiträume.
Dazwischen: Reizpause.
Danach: Belohnung.

3. Kommunikation anpassen

Keine langen, unklaren E-Mails.
Besser: Bulletpoints. Fragen einzeln. Schriftlich fixiert.

4. Kein Über-Commitment

Du willst es allen recht machen – und landest im
Überforderungs-Modus.
Lerne: **„Nein" ist ein Ja zu dir.**

5. Arbeitsplatz = Reizumgebung

Licht, Geräusche, soziale Energie – all das wirkt auf dich.
Gestalte dir Zonen der Ruhe, Klarheit, Eigenverantwortung.
Auch, wenn du dafür kämpfen musst.

Beruflicher Erfolg ist möglich – aber nicht um jeden Preis

Nicht, wenn du dich dafür jeden Tag selbst verlierst.
Nicht, wenn du dich klein machen musst, um reinzupassen.
Nicht, wenn du nur still leidest – und das „normal" nennst.

Du darfst Erfolg neu definieren.
Erfolg heißt nicht: mithalten.
Erfolg heißt: **in einem Rahmen arbeiten, der dich nicht kaputtmacht.**

Und ja, das ist möglich.
Vielleicht nicht überall –
aber ganz sicher irgendwo, wo **du ganz sein darfst.**

24. Du darfst anders sein – und trotzdem dazugehören

Vielleicht hast du dein ganzes Leben lang versucht, „richtig" zu sein.
Unauffällig. Anpassungsfähig. Strukturiert.
Nicht laut. Nicht emotional. Nicht kompliziert.

Vielleicht hast du gelernt, dass man dazugehören muss,
indem man sich ein Stück weit selbst verliert.
Dass du dich verbiegen musst,
um am Tisch sitzen zu dürfen.

Aber die Wahrheit ist:
Du darfst dazugehören – ohne dich selbst zu verlassen.

Anders sein heißt nicht: falsch sein

Dein ADHS macht dich nicht unfähig.
Es macht dich wach. Schnell. Kreativ.
Du spürst Dinge intensiver.
Du denkst vernetzt, statt linear.
Du siehst Zusammenhänge, bevor andere sie erkennen.
Du reagierst stark – weil dein System stark arbeitet.

Das ist nicht krank.
Das ist nicht instabil.
Das ist **anders.**
Und anders heißt:
du bringst etwas mit, das andere nicht sehen – bis du es sichtbar machst.

Du darfst dich zeigen – ohne dich zu erklären

Nicht jeder muss dich verstehen.
Aber du darfst dich selbst **nicht länger verstecken.**

- Du darfst sagen, wenn es dir zu viel wird.

- Du darfst Grenzen setzen, ohne dich zu rechtfertigen.

- Du darfst laut sein – oder leise.

- Du darfst Pausen brauchen – ohne sie zu „verdienen".

- Du darfst chaotisch sein – und klug.

- Empfindlich – und stark.

- Emotional – und reflektiert.

Denn du bist nicht **entweder – oder.**
Du bist **mehr – und.**

**Zugehörigkeit entsteht nicht durch Anpassung,

sondern durch Echtheit****

Es ist nicht deine Aufgabe, so zu tun, als wärst du
„neurotypisch".
Es ist nicht deine Aufgabe, perfekt zu wirken,
um geliebt zu werden.
Es ist nicht deine Aufgabe, still zu leiden,
damit niemand sich an dir stört.

Deine Aufgabe ist:

du selbst zu sein – radikal ehrlich, liebevoll klar, unperfekt echt.

Denn genau so
kannst du Menschen begegnen,
die dich nicht nur dulden –
sondern wirklich sehen.

Teil 6 – Der Weg zur Klarheit (und was danach kommt)

25. Was Heilung wirklich bedeutet – kein Verschwinden, sondern Verständnis

Vielleicht hast du gehofft, dass diese Reise dich irgendwann „normal" macht.

Dass du irgendwann so funktionierst wie andere.

Dass du morgens aufwachst und es endlich **still** ist im Kopf.

Dass die Reizflut aufhört.

Dass die To-do-Liste nicht mehr überfordert.

Dass du nicht mehr zweifelst, fühlst, hinterfragst.

Aber weißt du was?

Das ist keine Heilung.

Das ist Anpassung.

Und du hast dich dein Leben lang genug angepasst.

> **Heilung bei ADHS bedeutet nicht: Es geht weg**

Es bedeutet:

Du kämpfst nicht mehr gegen dich.

- Du hörst auf, deine Impulse zu hassen.

- Du verstehst, warum du fühlst, was du fühlst.

- Du erkennst, wann du an deine Reizgrenze kommst – bevor du übergehst.

- Du vergibst dir, wenn du mal wieder eine Nachricht vergessen hast.

- Du baust dir ein Leben, das nicht nach außen „passt", aber sich innen **nach dir anfühlt.**

Heilung ist leise. Und sie beginnt in kleinen Momenten.

- Wenn du auf deinen Körper hörst, bevor er schreit.

- Wenn du „Nein" sagst, ohne dich zu entschuldigen.

- Wenn du eine Pause machst, ohne sie rechtfertigen zu müssen.

- Wenn du dir nicht mehr täglich erklären willst.

- Wenn du abends sagen kannst: *„Ich habe heute genug getan – auch wenn es wenig war."*

Das ist Heilung.
Nicht spektakulär. Nicht sofort sichtbar.
Aber tief. Echt. Sanft.

Du musst dich nicht optimieren – du darfst dich bewohnen

Heilung heißt nicht, besser zu funktionieren.
Heilung heißt, dich **in dir selbst zu verankern**.

Nicht weil du plötzlich alles im Griff hast,
sondern weil du **nicht mehr ständig Angst hast, es nicht zu haben**.

Du darfst du sein.

Mit all deinen Fragen.

Mit deinem Tempo.

Mit deinen Kanten.

Mit deinem Chaos.

Mit deiner Tiefe.

Du bist nicht perfekt.

Aber du bist **echt**.

Und das ist genug.

Das war es schon immer.

26. Unterstützung finden – und Grenzen setzen

Vielleicht hast du dir dein ganzes Leben lang selbst geholfen.
Vielleicht warst du die, die alles alleine schafft.
Die niemandem zur Last fallen will.
Die lieber funktioniert als erklärt.
Die still leidet, statt laut zu stören.

Aber ADHS ist keine Geschichte, die man **allein** bewältigen muss.
Du darfst dir helfen lassen.
Du darfst **Unterstützung suchen – und sie annehmen.**
Und: Du darfst Grenzen setzen, wo es dir nicht guttut.

---

1. Unterstützung finden heißt nicht: Du bist schwach

Es heißt:

„Ich erkenne, dass mein Nervensystem nicht gemacht ist für Dauerstress – und dass ich nicht alles gleichzeitig tragen muss."

Unterstützung kann vieles sein:

- eine Therapie, die dich nicht nur diagnostiziert, sondern **versteht**

- eine Coachin, die neurodivergente Strategien kennt

- eine Freundin, die nicht urteilt

- ein Kalender, der dich nicht überfordert

- ein System, das dich hält – statt dich zu kontrollieren

Hilfe ist kein Makel – sie ist eine Ressource.

2. Grenzen setzen heißt: dich ernst nehmen

Viele Frauen mit ADHS haben **diffuse Grenzen**:
Sie spüren erst spät, wann es zu viel ist.
Sie sagen oft Ja – und brechen innerlich zusammen.
Sie merken erst im Rückblick: *„Ich hätte da früher auf mich hören müssen."*

Deshalb:

- **Stopp sagen lernen** – auch wenn es unbequem ist

- **Nein üben** – mit klaren Sätzen: „Ich brauche Zeit für mich."

- **Nicht alles erklären müssen** – deine Grenze ist real, auch wenn andere sie nicht verstehen

- **Nicht jedem helfen müssen** – deine Energie ist begrenzt

Du bist nicht egoistisch, wenn du dich schützt.
Du bist mutig, wenn du dich priorisierst.

---

3. Das richtige Umfeld macht einen Unterschied

Es gibt Menschen, die verstehen dich ohne viele Worte.
Und es gibt Menschen, bei denen du dich trotz vieler Worte immer noch falsch fühlst.

Lerne zu unterscheiden:

- Wer sieht dich wirklich?

- Wer lässt dich echt sein?

- Wer gibt dir Energie – und wer raubt sie?

Und dann:

Zieh klare Kreise.

Nicht aus Härte – sondern aus Selbstachtung.

Du darfst nicht nur funktionieren. Du darfst gehalten werden.

Vielleicht hast du das nie erlebt:

dass jemand sagt:

„Du musst das nicht alleine schaffen."

„Ich bin da – auch wenn du leise bist."

„Du bist wertvoll, selbst wenn du gerade gar nichts kannst."

Dann sag es dir jetzt selbst.

Du darfst Unterstützung.

Du darfst Grenzen.

Du darfst Klarheit.

Du darfst dich.

27. Neurodivergenz als Stärke leben

Du hast dein Leben lang gedacht: *„Ich bin zu viel."*
Zu emotional. Zu chaotisch. Zu unruhig. Zu empfindlich.
Zu sprunghaft. Zu laut. Zu leise. Zu intensiv.

Aber vielleicht warst du nie zu viel.
Vielleicht hast du nur **versucht, dich in eine Welt zu pressen**,
die für dich nicht gebaut wurde.

Und jetzt, wo du weißt, wie dein Gehirn funktioniert,
kannst du beginnen, genau das als **Stärke** zu sehen.

Nicht als Etikett.
Sondern als Wahrheit.

Neurodivergenz bedeutet: Du denkst anders. Du fühlst anders. Du bist anders.

Und genau das ist wertvoll.

Denn während andere in Schubladen denken,
siehst du das ganze Regal.
Während andere Prozesse linear abarbeiten,
verknüpfst du Ideen auf unerwartete Weise.
Du erkennst Muster, spürst Nuancen,
entwickelst kreative Lösungen,
und bringst Energie in Räume,
die vorher flach waren.

Du bist nicht „gestört".
Du bist verbunden – auf deine Weise.

Wie du deine ADHS-Stärken leben kannst:

1. Kreativität bewusst einsetzen

Deine Ideenvielfalt ist kein Chaos –
sie ist ein **Ideenfeuer**.
Schreib sie auf. Teile sie. Mach Skizzen. Finde Räume, wo Ideen
erwünscht sind.

2. Intuition ernst nehmen

Du spürst Stimmungen. Menschen. Veränderungen.
Vertrau dieser Fähigkeit. Sie ist nicht „emotional" – sie ist
intelligent.

3. Verbindungen schaffen

Du verknüpfst Dinge, die nicht offensichtlich sind.
Das ist in Problemlösung, Kommunikation, Design, Lehre,
Therapie, Innovation ein Geschenk.

4. Intensität dosieren – nicht dämpfen

Deine Leidenschaft ist deine Kraftquelle.
Nutze sie, wenn du in einem Thema aufblühst.
Aber schütze dich, wenn sie zu brennen beginnt.

5. Anders arbeiten, anders leben

Du musst nicht 9–5 leben.
Vielleicht brauchst du mehr Pausen, weniger Meetings, mehr
kreative Freiheit.
Gestalte deinen Alltag **nach dir – nicht nach dem, was
„normal" ist**.

Du bist nicht weniger – du bist anders gut

Es ist Zeit, dass du dich **nicht mehr entschuldigst** für das, was du bist.

Es ist Zeit, dass du **dein System nicht länger als Last siehst.**

Es ist Zeit, dass du aufhörst zu erklären,

warum du nicht reinpasst –

und beginnst, **deinen eigenen Raum zu gestalten.**

28. Wie du deine Geschichte neu schreibst

Du hast dein Leben lang eine Geschichte über dich selbst gehört.
Manchmal leise, manchmal laut:

„Du bist unkonzentriert."
„Du bist zu emotional."
„Du bist nicht belastbar."
„Du bist chaotisch."
„Du übertreibst."
„Du brauchst einfach mehr Disziplin."

Und irgendwann hast du angefangen, diese Sätze zu **glauben.**
Vielleicht nicht bewusst. Aber tief drin.
Sie wurden Teil deines Selbstbilds.
Sie wurden zu einer Erzählung:
„Ich bin schwierig. Ich bin anders. Ich bin das Problem."

Aber was, wenn diese Geschichte **gar nicht deine war?**

Du darfst deine Geschichte neu schreiben – bewusst, klar, mutig

Nicht, weil du alles vergessen sollst,
sondern weil du **es neu betrachten darfst.**

Was war wirklich los, als du:

- in der Schule abgeschaltet hast?

- Termine vergessen hast?

- in Freundschaften als „launisch" galtst?

- in Beziehungen als „zu intensiv" erlebt wurdest?

- bei der Arbeit völlig erschöpft warst?

Vielleicht warst du nie falsch.
Vielleicht warst du einfach **nicht gesehen.**

Jetzt weißt du mehr.
Jetzt kannst du anders erzählen.

Du bist nicht deine Vergangenheit. Du bist die, die jetzt hinschaut.

Und das allein verändert alles.

Denn wenn du beginnst, **dein inneres Kind zu verstehen,**
statt es zu verurteilen,
wenn du beginnst, **dein heutiges Ich zu würdigen,**
statt es zu korrigieren,
wenn du beginnst, **Zukunft aus Annahme zu denken,**
nicht aus Angst –

dann wird aus deiner Geschichte keine Last mehr,
sondern **eine Basis.**

Wie du deine Geschichte neu schreiben kannst – konkret:

- Schreib dir selbst einen Brief: *Was hätte ich als Kind gebraucht?*

- Sammle Erinnerungen, die du nun anders bewertest

- Sprich mit Menschen darüber – vielleicht verstehen sie dich neu

- Gestalte dein Zuhause, deinen Alltag, deine Sprache –
  so, dass sie **dir gehören**

Und vor allem:

Fang nicht damit an, dich zu reparieren.

Fang damit an, dich **zuzuhören.**

Du bist die Autorin deines Jetzt.

Nicht deiner Symptome.

Nicht deiner Diagnose.

Nicht deiner Maske.

Deines Weges.

Und vielleicht beginnt dein neues Kapitel genau jetzt.

29. Ein Brief an dich – von einer, die es kennt

Du Liebe,

wenn du diese Zeilen liest, hast du viel gelesen.
Viel gedacht. Vielleicht auch viel gefühlt.
Vielleicht bist du manchmal kurz ausgestiegen. Vielleicht hast
du genickt.
Vielleicht hast du geweint.

Weil du dich endlich erkannt hast.
Oder zum ersten Mal.
Oder schmerzhaft tief.

Ich kenne dieses Gefühl.
Ich kenne das Chaos.
Ich kenne das Zerdenken.
Ich kenne den Wunsch, einfach mal klar zu sein.
Und das ewige „Warum bin ich so?"
Ich kenne das Maskieren. Das Überfordern.
Die Phasen von Hochleistung und völliger Erschöpfung.

Ich kenne das Bedürfnis nach Nähe –
und gleichzeitig den Drang, allein zu sein,
weil alles zu viel ist.

Ich kenne die Scham.
Die Unsicherheit.
Das Gefühl, dass man sich ständig erklären muss –
und trotzdem nie verstanden wird.

Und ich kenne den Moment, in dem du beginnst zu begreifen:

Es liegt nicht an dir.
Es hat nie an dir gelegen.
*Du warst einfach nur **unbemerkt anders.***

Ich schreibe dir, weil ich will, dass du weißt:

Du bist nicht allein.
Du bist nicht kaputt.
Du bist nicht zu viel.
Du bist nicht unzuverlässig, nicht unfähig, nicht schwach.

Du bist anders.
Und das ist in Ordnung.
Mehr noch:
*Es ist wunderschön, wenn du beginnst, dich selbst **nicht mehr zu verstecken.***

Bitte fang nicht an, dich zu reparieren.
Fang an, dich zu begleiten.
Mit Neugier. Mit Freundlichkeit. Mit einem Lächeln für dein Chaos.

*Bau dir eine Welt, die sich **nach dir** anfühlt.*
Nicht nach dem, was andere „normal" nennen.
Setz deine Energie nicht länger dafür ein, dich anzupassen.
Sondern dafür, dich zu entdecken.

Und wenn du dich verloren hast – dann lies diesen Brief noch einmal.
So oft, wie du ihn brauchst.

Du bist auf dem Weg.
Und du machst das großartig.

In Verbundenheit,
Len

Teil 7 – Selbstregulation durch Körper & Geist

Warum dein Körper der Schlüssel ist – und nicht dein Wille

Frauen mit ADHS versuchen oft, sich mit **Disziplin** zu regulieren: mit To-do-Listen, Kalendern, Apps, Routinen.
Aber das Problem liegt nicht im „Wollen" – sondern im **Nervensystem**.

Wenn dein System überreizt ist, helfen keine weiteren Pläne.
Was du brauchst, ist **Regulation von innen heraus** –
über den Körper. Über den Atem. Über bewusste Stille.

In diesem Teil zeige ich dir alltagstaugliche Techniken,
die dich nicht überfordern – sondern **wieder zu dir führen.**

31. Atem ist Ankommen – wie du dich mit dir verbindest

Dein Atem ist immer da.
Du hast ihn nie verloren – nur vergessen, wie machtvoll er ist.

Techniken:

- **Die 4-6-8-Methode:**
  Einatmen (4 Sek.) – Halten (6 Sek.) – Ausatmen (8 Sek.)
  → Beruhigt dein Nervensystem in wenigen Minuten.

- **Hand-Atem-Übung:**
  Eine Hand auf den Bauch, eine auf die Brust.
  Atme in die untere Hand. Spür dich. Sag dir leise: *„Ich bin hier."*

- **Stopp-Atemzug für Reizpausen:**
  Augen schließen – 1 bewusster, tiefer Atemzug – still zählen bis 5 – weiter.
  → Ideal in akuten Stressmomenten.

---

32. Meditation für Frauen mit ADHS – geht das überhaupt?

Ja – aber anders.

Klassische Meditation überfordert viele ADHS-Gehirne.
Was hilft: **strukturierte, geführte, körpernahe Meditationen.**

Techniken:

- **Geführte Körperreise (5–10 Minuten):**
  Nimm deinen Körper von Kopf bis Fuß wahr – in der

Reihenfolge.

Ziel: Fokus nach innen statt nach außen.

- **Mantra-Meditation:**
  Wiederhole beim Ausatmen ein Wort wie *„Frieden", „Ich darf", „Ruhig".*
  → Hilft, das Gedankenkarussell zu verlangsamen.

- **Gehmeditation (barfuß, langsam):**
  Mit jedem Schritt: *Ich atme ein – ich atme aus.*
  → Ideal für Reizfilterung & Erdung.

---

33. Körperübungen für innere Ruhe

Einfach, kurz, effektiv:

- **Schüttelübung (2 Minuten):**
  Stell dich hin, locker alle Glieder und schüttel dich durch –
  → baut Adrenalin ab, reguliert Überreizung.

- **„Fester Stand"-Übung:**
  Barfuß stehen, Füße spüren, tief atmen.
  Stell dir vor: Deine Füße wachsen in den Boden.
  → Sofortige Erdung bei emotionalem Overload.

- **Zungenboden-Entspannung:**
  Zunge ganz locker in den Mund legen – Kiefer entspannen –
  Schultern sinken lassen.
  → Signalisiert deinem Körper: *Es ist gerade nichts zu tun.*

34. Mini-Pausen, die dein Nervensystem lieben wird

Viele ADHS-Frauen können sich „keine Pause leisten".
Deshalb hier **5 Pausen-Impulse**, die nur 1–3 Minuten dauern:

1. **Augen schließen + Hände auf Herz**

2. **3 bewusste Atemzüge + Fensterblick**

3. **Musik: 1 Song hören – nichts tun dabei**

4. **5 Wörter notieren: „Was brauche ich gerade?"**

5. **10-mal bewusst gähnen + Schultern kreisen**

→ Du brauchst nicht viel Zeit – nur den **Mut, kurz innezuhalten.**

35. Dein Selbstregulations-Notfallplan

Wenn's brennt – emotional, nervlich, geistig:
Hier ein SOS-Plan für akute Reizüberflutung:

- **1. Laut sagen:** *„Ich bin überreizt. Ich darf jetzt rausgehen."*
- **2. Tür zu, 4-6-8-Atmung, 3 Minuten Stille.**
- **3. Körper bewegen: Treppe rauf, 10-mal hüpfen, egal was.**
- **4. 1 Satz aufschreiben: „Was brauche ich jetzt wirklich?"**
- **5. Danach: Handy aus, Wasser trinken, Naturgeräusch oder Stille.**

Du darfst raus aus dem Moment –
um wieder rein in dich zu kommen.

Bonus & Extras

Glossar – ADHS-Terminologie einfach erklärt

Neurodivergenz

= Überbegriff für neurologische Unterschiede wie ADHS, Autismus, Legasthenie etc. Bedeutet: das Gehirn arbeitet anders – nicht schlechter.

Exekutive Funktionen

= Mentale Prozesse wie Planung, Impulskontrolle, Entscheidungsfähigkeit – bei ADHS häufig beeinträchtigt.

Reizfilterschwäche

= Das Gehirn kann unwichtige Reize nicht aussortieren – führt zu Reizüberflutung.

Hyperfokus

= Extrem fokussierter Zustand, in dem eine Sache (oft unbewusst) alle Aufmerksamkeit bindet – typisch bei ADHS.

Impulsivität

= Spontanes, manchmal unüberlegtes Reagieren – emotional, verbal oder im Handeln.

Maskieren

= Das bewusste oder unbewusste Verbergen von Symptomen, um „normal" zu wirken.

Dopamin

= Botenstoff im Gehirn, verantwortlich für Motivation, Belohnung, Lernen – bei ADHS meist unteraktiv.

Selbstregulation

= Fähigkeit, Gedanken, Gefühle, Verhalten und Aufmerksamkeit bewusst zu steuern – bei ADHS herausfordernd, aber trainierbar.

Ressourcen für Frauen mit ADHS

Podcasts

- *ADHS Powerfrau* – Klartext und Praxis von Betroffenen

- *Aufmerksam unaufmerksam* – Perspektiven auf ADHS bei Frauen

- *Hallo Kopfkino* – Emotionen, Struktur und Selbstregulation

Bücher (empfehlenswert, ergänzend)

- „Frauen und ADHS" von Patricia Walsh

- „The Queen of Distraction" von Terry Matlen

- „ADHS bei Frauen" von Dr. Iris Hauth

⬜nline-Communities (deutschsprachig)

- Instagram: @adhs.frau, @neuroqueerleben

- Facebook-Gruppe: „ADHS Frauen – Austausch & Support"

- Foren: ADxS.org, ADHS-Deutschland.de

Apps & Tools

- **Notion** – visuelle Struktur für Projekte & Alltag

- **Trello** – einfache To-do-Verwaltung mit Karten

- **Headspace** – geführte Meditation speziell für neurodivergente Menschen

- **Flora** – App für Fokuszeiten mit Belohnungssystem

Mini-Selbsttest (nicht medizinisch)

1. Fühlst du dich oft innerlich überreizt, obwohl äußerlich alles ruhig ist?

2. Hast du Probleme, dich zu organisieren, obwohl du intelligent und engagiert bist?

3. Erlebst du Stimmungsschwankungen, die andere nicht nachvollziehen können?

4. Fällt es dir schwer, Entscheidungen zu treffen – auch bei Kleinigkeiten?

5. Hast du das Gefühl, ständig Gedanken „zu viel" zu haben?

6. Fühlst du dich oft anders – aber kannst es nicht benennen?

Ergebnis:
Schon 3–4 x „Ja" kann ein Hinweis sein, dass dein Gehirn anders funktioniert.
Wende dich an einen *erfahrenen* Facharzt/Fachärztin oder Therapeut*in für Diagnostik und Begleitung.

Reflexionsseiten – Deine Gedanken, deine Entwicklung

Nutze diese Fragen für dich – immer wieder, immer ehrlich:

1. Was erkenne ich heute über mich, das ich früher abgelehnt habe?

...

2. Welche Situationen überfordern mich regelmäßig – und was brauche ich stattdessen?

...

3. Welche Menschen in meinem Leben geben mir Raum, echt zu sein? Wer nicht?

...

4. Was bedeutet Selbstfürsorge für mich – wirklich, im Alltag?

...

5. Wie möchte ich mein Leben gestalten, wenn ich nicht länger gegen mich arbeite?

...

7-Tage-Retreat für Zuhause:
„Zurück zu mir – 7 Tage Selbstfürsorge für Frauen mit ADHS"

Ein Retreat, das entschleunigt, stärkt und innere Klarheit schenkt. Jeder Tag enthält:

- ein Thema

- eine sanfte Reflexion

- eine Körper- oder Atemübung

- einen neurofreundlichen Ernährungsimpuls (individuell anpassbar)

- eine kleine Einladung zum Sein

Hinweis zur Anwendung des Retreats

Die in diesem Retreat enthaltenen Empfehlungen zu Atemübungen, Meditation, Körperwahrnehmung und Ernährung dienen ausschließlich der allgemeinen Unterstützung von Selbstfürsorge, Entlastung und Achtsamkeit im Alltag. Sie ersetzen **keine medizinische, psychologische oder therapeutische Behandlung** und sind **nicht als Heilversprechen zu verstehen**.

Bitte wende alle Inhalte nur so an, wie sie **dir persönlich guttun**. Höre auf deinen Körper. Wenn du dich bei einer Übung, Meditation oder durch ein bestimmtes Lebensmittel unwohl fühlst, brich die Anwendung bitte sofort ab oder passe sie deinem individuellen Bedürfnis an.

Die in den Tagesplänen genannten Lebensmittel dienen der Orientierung und stellen keine individualisierte Ernährungsberatung dar. Bei bestehenden Erkrankungen (z. B. Allergien, Unverträglichkeiten, Stoffwechselstörungen, Autoimmunerkrankungen oder psychiatrischen Diagnosen) **konsultiere vor Anwendung eine Ärztin, einen Arzt oder eine qualifizierte Ernährungsexpertin**.

Die Autorin übernimmt keine Haftung für etwaige Folgen, die aus der unsachgemäßen Anwendung der Retreat-Inhalte entstehen. Die Nutzung erfolgt eigenverantwortlich und auf eigenes Risiko.

Tag 1 – Reizreset: Ich darf aussteigen

Mantra:

Ich darf raus aus dem Lärm.
Ich bin nicht faul – ich bin voll.
Ich bin da. Und das reicht.

Reflexion:

Was überfordert mich regelmäßig – innerlich wie äußerlich?
Wo kann ich weniger müssen – und mehr atmen?

Übung:

Atem mit Klang

Setz dich bequem hin. Atme tief durch die Nase ein,
und beim Ausatmen hauchst du leise „fff" – wie Wind, der
loslässt.
5 Minuten lang.
Du wirst spüren: Dein System fährt runter.

Ernährung:

Antioxidativer Reset-Tag
– Frühstück: Haferflocken mit Heidelbeeren + Walnüssen
– Mittag: Quinoa-Salat mit Spinat, Kichererbsen & Kurkuma-
Dressing
– Abend: Ofengemüse (Brokkoli, Paprika, Rote Bete) mit Hirse
→ Plus: 2–3 Tassen stilles Wasser mit Ingwer & Zitrone über den
Tag verteilt

Sein:

10 Minuten Fensterblick. Nichts tun. Nur wahrnehmen.

Tag 2 – Ich bin nicht zu viel

Mantra:
Meine Intensität ist kein Fehler.
Ich darf Raum einnehmen – ohne Schuld.
Ich bin weich. Ich bin kraftvoll. Ich bin echt.

Reflexion:
Wo habe ich gelernt, mich zu verstecken?
Welche Kraft liegt in meiner Tiefe?

Übung:
Die „Ich darf sein"-Haltung
Steh aufrecht, schließ die Augen, Hände auf dein Herz.
Sag dir im Rhythmus des Atems: *„Ich bin da. Ich darf da sein. Ich nehme Raum ein."*

Ernährung:
Darmberuhigend & nervenschonend
– Frühstück: Chia-Pudding mit Mandeldrink & Himbeeren
– Mittag: Süßkartoffel-Curry mit Kokosmilch & grünem Gemüse
– Abend: Zucchini-Reis mit Sesam & Petersilie
→ Plus: 1 TL Leinsamen + 1 EL Flohsamenschalen ins Müsli oder Wasser

Sein:
Schreib dir selbst einen Satz: *Heute bin ich stolz auf mich, weil …*

Tag 3 – Ordnung, die nicht einengt

Mantra:
Meine Ordnung folgt meinem Rhythmus.
Weniger ist genug.
Klarheit beginnt in mir.

Reflexion:
Was bedeutet Ordnung für mich? Wie darf sie aussehen, damit sie mich entlastet?

Übung:
Der 5-Minuten-Raum
Stell dir einen Timer auf 5 Minuten.
Räume einen Ort so auf, dass du danach *atmen* kannst – nicht perfekt, sondern befreit.

Ernährung:
Fokus-Booster & leichte Entgiftung
– Frühstück: Grüner Smoothie (Babyspinat, Banane, Apfel, Zitrone)
– Mittag: Linsensalat mit Petersilie, Tomate & Olivenöl
– Abend: Buchweizenpfanne mit Erbsen, Karotte & Kräutern
→ Plus: Viel Wasser, evtl. mit 1 TL Apfelessig + Honig morgens

Sein:
Zieh dir bequeme Kleidung an. Räume dich ein – innerlich wie äußerlich.

Tag 4 – Klarheit durch Pause

Mantra:

Ich darf anhalten.

Nichts tun ist heilsam.

In der Stille finde ich zurück zu mir.

Reflexion:

Wann nehme ich mir Pausen – wirklich? Und wann nur mit schlechtem Gewissen?

Übung:

Stille Minute x 3

3-mal am Tag: Wecker stellen, 60 Sekunden nur atmen. Keine Aufgabe. Kein Ziel.

Nur du, in dir.

Ernährung:

Beruhigend & blutzuckerstabil

– Frühstück: Hirsebrei mit Apfel, Zimt & Mandeln

– Mittag: Gemüsepfanne mit Naturreis & Tofu

– Abend: Kürbissuppe mit Kürbiskernen & Zitronenmelisse

→ Plus: 1 Banane als Zwischensnack bei Unruhe

Sein:

Erlaube dir, mittags auf dem Sofa zu liegen – ganz ohne Handy.

Tag 5 – Selbstmitgefühl statt Selbstoptimierung

Mantra:
Ich bin kein Projekt.
Ich bin nicht zu langsam – ich bin lebendig.
Ich darf mich lieben – auch ohne Leistung.

Reflexion:
Wie spreche ich innerlich mit mir, wenn ich „versage"?
Was würde ich einer Freundin sagen?

Übung:
Zwei Hände – zwei Stimmen
Linke Hand auf Herz: *„Ich sehe dich."*
Rechte Hand auf Bauch: *„Ich halte dich."*
Atem fließen lassen. Wiederholen. Spüren.

Ernährung:
Seelenstärkend & nährend
– Frühstück: Dinkeltoast mit Avocado & Sesam
– Mittag: Bohneneintopf mit Thymian & Karotten
– Abend: Fenchel-Orangen-Salat mit Quinoa
→ Plus: 1 Stück dunkle Schokolade (85 %) mit Tee – bewusst genießen

Sein:
Heute darf alles leichter sein. Nimm dir nichts vor – außer dich.

Mantra:
Ich wohne in meinem Körper.
Er spricht – ich höre.
Ich darf mich halten. Ich bin sicher in mir.

Reflexion:
Was sagt mein Körper mir, bevor ich es merke?
Wie oft höre ich wirklich hin?

Übung:
Body Scan mit Musik (10 Min)
Leg dich hin. Spiel sanfte Musik.
Lenke deine Aufmerksamkeit von Kopf bis Zeh.
Ohne Bewertung. Nur Wahrnehmung.

Ernährung:
Anti-Entzündlich & balancierend
– Frühstück: Hafer mit Kurkuma, Zimt & Birne
– Mittag: Gerstengraupen-Gemüse-Teller mit Sesam
– Abend: Tomaten-Zucchini-Pasta (Vollkorn) mit Basilikum
→ Plus: Goldene Milch (Pflanzenmilch + Kurkuma + Zimt + Ingwer + Honig)

Sein:
Lass heute alles langsam sein. Mach Dinge achtsam – nicht effizient.

Tag 7 – Ich darf anders sein

Mantra:

Ich bin anders. Und das ist gut.

Ich muss niemandem gefallen – nur mir selbst.

Ich bin verbunden. Ich bin ganz.

Reflexion:

Was wäre, wenn ich aufhöre, mich zu vergleichen?

Was entsteht, wenn ich mich annehme?

Übung:

Spiegel-Moment

Stell dich vor einen Spiegel. Sieh dich 60 Sekunden an.

Dann sag: *„Ich bin ich. Ich darf so sein. Ich bin gut – genau so."*

Ernährung:

Wärmend & leicht

– Frühstück: Dattel-Nuss-Porridge mit Kakao

– Mittag: Ofenkartoffel mit Kräuterquark & Gurke

– Abend: Gemüseomelett mit Rucola & Hanfsamen

→ Plus: Tee aus Lavendel, Hopfen, Melisse – zur Ruhe kommen

Sein:

Zünde eine Kerze an. Lies dir den Brief an dich (Kap. 30) laut vor.

Beginne. In dir. Für dich. Ab heute.

30 Tage zurück zu dir

Manchmal braucht es keine großen Veränderungen.
Sondern nur 10 Minuten am Tag – mit dir, über dich.
Diese 30 Fragen sind dein täglicher Begleiter.
Zum Nachspüren, zum Ehrlichsein, zum Ankommen.

Du brauchst kein schönes Heft.
Nur dich – und einen Moment Stille.

---

1. Was tut mir gut, auch wenn ich es oft vergesse?

2. Wenn ich heute nichts „leisten" müsste – was würde ich tun?

3. Welche Stimmen in mir machen mich klein – und woher kommen sie?

4. Wo spüre ich Reizüberflutung am stärksten? Und wie kann ich mich schützen?

5. Was ist meine persönliche Definition von Ruhe?

6. Welche Erinnerung an meine Kindheit verdient mehr Mitgefühl?

7. Wenn ich mich nicht vergleichen würde – wie würde ich mich dann sehen?

8. Was bedeutet Ordnung für mich – ehrlich, nicht idealisiert?

9. Welche Seite von mir darf öfter sichtbar sein?

10. Was denke ich über mich, wenn ich nicht „funktioniere" – und stimmt das wirklich?

11. Was macht mich wütend, aber ich spreche es selten aus?

12. Wie fühlt sich Verbindung für mich an – in meinem Körper?

13. Wer sieht mich – so wie ich bin?

14. Welche inneren Regeln darf ich heute hinterfragen?

15. Was brauche ich mehr: Struktur oder Freiheit – oder beides?

16. Was würde ich tun, wenn ich keine Angst hätte, zu versagen?

17. Was ist mein persönlicher Reizfilter – innerlich wie äußerlich?

18. Wie klingt mein innerer Kritiker – und was würde ich ihm gerne sagen?

19. In welchem Moment fühlte ich mich zuletzt vollkommen bei mir?

20. Was darf leichter werden in meinem Leben?

21. Welche Dinge mache ich nur, um zu gefallen?

22. Was würde ich einer Freundin sagen, die so fühlt wie ich?

23. Wo erwarte ich von mir mehr, als ich jemals jemand anderem zumuten würde?

24. Welches Kompliment an mich selbst nehme ich heute an – ohne es zu relativieren?

25. Was will mein Körper mir sagen, wenn ich gereizt bin?

26. Wie möchte ich mit mir sprechen, wenn ich scheitere?

27. Welche „kleinen Siege" übersehe ich zu oft?

28. Was hilft mir, wenn ich überfordert bin – wirklich, sofort, sanft?

29. Was darf ich loslassen, um wieder bei mir anzukommen?

30. Wenn ich meine eigene beste Freundin wäre – was würde ich heute sagen?

Schreibe es dir gerne auf, komm hierher zurück und reflektiere deine Antworten.

Gedankensammler & Reflexionsseiten – wenn der Kopf zu laut wird

---

Wenn mein Kopf zu laut ist …

Manchmal hilft es nicht, einen Ratgeber zu lesen.
Manchmal hilft nur: schreiben.
Nicht, um zu analysieren.
Sondern um loszuwerden, was sich staut.

Diese Seite gehört dir.
Schreib ungefiltert.
Unsortiert.
Ehrlich.
Laut oder leise – so, wie es kommt.

Was ich gerade nicht loswerde …
…

Was mir helfen würde, aber ich mich nicht traue zu   sagen …

…

Was ich schon so lange mit mir herumtrage …

…

Worüber ich nicht mehr denken will – aber mein Kopf lässt es nicht los …

…

Was ich mir oft selbst nicht erlaube, obwohl ich es brauche …

…

Was ich jemandem sagen möchte, aber es noch nie
ausgesprochen habe …

…

Ich darf schreiben – auch ohne Lösung.

Diese Seite ist kein Plan.
Keine Aufgabe.
Kein Ziel.

Sie ist nur: Raum.

Und manchmal reicht genau das,
damit es innen wieder etwas leiser wird.

...

Vision Board: „So will ich leben – mit ADHS, nicht dagegen"

So will ich leben – mit ADHS

Vielleicht hast du lange nur gelernt, was du nicht bist.
Jetzt ist Zeit, aufzuschreiben, wer du sein willst – und darfst.
Nicht idealisiert. Sondern ehrlich. Frei. In deinem Rhythmus.

Du kannst diese Seite ausdrucken, gestalten, einkleben, mit Farben bemalen oder einfach still ausfüllen.
Mach sie zu deinem Raum. Deinem Bild. Deiner Zukunft.

Ich will leben …

(z. B. mutig, frei, ohne Schuldgefühle, kreativ, verbunden …)
…

Ich will fühlen …

(z. B. Klarheit, Leichtigkeit, Selbstakzeptanz, echte Ruhe …)
…

Ich will nicht mehr …

(z. B. mich klein machen, mich dauernd entschuldigen, alles kontrollieren müssen …)
…

Ich will mir erlauben …

(z. B. Pausen, Fehler, Gefühle, Rückzug, Unperfektion …)
…

Ich bin gut in …

(z. B. Ideen haben, zuhören, spüren, lösen, träumen, neu denken …)
…

Diese Worte sollen mich begleiten …

(z. B. Ich bin genug. Ich bin verbunden. Ich darf anders sein.)
…

„ADHS ist ..." – 20 poetische Sätze über ein anders funktionierendes Gehirn

ADHS ist ...

ADHS lässt sich nicht in Definitionen pressen.
Aber manchmal lässt es sich in Bilder fassen.
In Sätze, die klingen wie du.
Wie das, was du nie in Worte fassen konntest.
Bis jetzt.

---

1. ADHS ist ein Sturm mit weichen Rändern.
2. ADHS ist fühlen ohne Filter – und denken in Spiralen.
3. ADHS ist ein Gehirn, das keine Pause kennt – aber Pausen braucht.
4. ADHS ist tausend Ideen in einem Moment – und keine Ahnung, wo anfangen.
5. ADHS ist, nachts hellwach zu sein – und tagsüber vergessen, wer man ist.

6. ADHS ist Hochleistung hinter einem Lächeln.
7. ADHS ist Weinen, ohne zu wissen warum – und Lachen, ohne Grund.
8. ADHS ist Energie, die nicht weiß, wohin.
9. ADHS ist das Gefühl, falsch zu sein – bis du dich erkennst.
10. ADHS ist: Alles. Und Nichts. Gleichzeitig.

11. ADHS ist Reizflut – und emotionale Tiefe.

12. ADHS ist, zehn Gedanken gleichzeitig zu denken – und keinen zu Ende.

13. ADHS ist Nähe suchen – und Rückzug brauchen.

14. ADHS ist Chaos außen – und Sehnsucht nach Klarheit innen.

15. ADHS ist ein Körper, der mitfühlt, was der Kopf nicht einordnen kann.

16. ADHS ist kein Defizit. Es ist ein anderer Rhythmus.

17. ADHS ist: Du bist da. Nur anders. Nur leiser. Nur schneller.

18. ADHS ist ein Feuer – wenn du lernst, es zu nähren statt zu löschen.

19. ADHS ist eine Sprache, die nur du verstehst – bis du sie teilst.

**20. ADHS ist nicht weniger. Es ist mehr – nur nicht angepasst.

Unbemerkt war es nie – nur nicht verstanden.

Drei Frauen teilen, was lange ungesagt blieb.

Die folgenden Porträts sind anonymisierte Fallbeispiele. Sie wurden frei erstellt, orientieren sich aber an typischen Erlebnissen und Mustern aus dem Alltag von Frauen.

1. Sarah, 35 – „Ich dachte, ich bin einfach nur chaotisch"

Lange hielt sich Sarah für eine „unorganisierte Versagerin". Termine vergaß sie ständig, ihre Wohnung war ein Dauerchaos, und im Job hatte sie oft das Gefühl, andere wären „normal" – und sie einfach überfordert. Die Diagnose ADHS kam erst mit 34, nachdem sie selbst den Verdacht hatte und zum ersten Mal den Mut aufbrachte, darüber zu sprechen.

„Ich erinnere mich noch an den Moment im Wartezimmer: Ich war sicher, die nehmen mich eh nicht ernst. Aber sie taten es. Und plötzlich machte alles Sinn."

Mit der Diagnose kam nicht sofort die Erlösung, aber endlich der Anfang. Heute arbeitet Sarah freiberuflich, hat sich ihre Routinen selbst erarbeitet – mit Apps, kleinen To-dos und viel Selbstmitgefühl. Und: Sie spricht offen über ihr ADHS, wenn sie Menschen vertraut.

„Ich bin nicht weniger wert – ich bin anders verdrahtet. Und das ist okay."

2. Melina, 26 – „Ich dachte, ich bin zu sensibel für diese Welt"

Melina war das „schwierige" Kind – sensibel, emotional, aufbrausend. In der Schule galt sie als „unfokussiert" und „anstrengend". Als Erwachsene kämpfte sie mit Überreizung, Beziehungschaos und einem tiefen Gefühl von: *„Ich bin falsch."* Erst durch ein Instagram-Video über ADHS bei Frauen wurde sie aufmerksam – alles passte. Sie las, recherchierte, sprach mit einer Therapeutin.

„Ich habe geweint, als ich das erste Mal den Begriff ‚Rejection Sensitivity Dysphoria' gelesen habe. Das war ich. Das war mein Herz."

Heute hat Melina noch schlechte Tage. Aber sie weiß, was ihr guttut – Struktur, Pausen, Grenzen. Und sie hat gelernt, sich nicht mehr für ihre Emotionen zu schämen.

„Ich bin nicht zu viel. Ich fühle einfach intensiver. Und das ist auch eine Gabe."

---

3. Julia, 42 – „Ich habe es jahrelang mit Kaffee und Witz kompensiert"

Julia galt als kreativ, witzig, sprunghaft. Ihre Freundinnen liebten ihren Humor, ihre Ideen, ihren Tiefgang. Aber sie selbst fühlte sich oft wie ein Kartenhaus kurz vor dem Einsturz. Immer zu spät. Immer verplant. Immer im Inneren überfordert, aber nach außen funktionierend. Erst als ihre Tochter ADHS diagnostiziert bekam, fiel ihr auf: *„Das bin ich doch auch."*

„Ich hab mir jahrelang eingeredet, das ist halt das Muttersein. Dass ich einfach nicht belastbar bin. Aber das war nicht die Wahrheit."

Die Diagnose war für Julia ein Akt der Selbstannahme. Sie begann mit Coaching, hörte auf, sich zu überfordern, und akzeptierte ihre Pausenbedürftigkeit. Heute führt sie ein kleines Atelier und weiß: Ihre kreative Unruhe ist nicht ihr Feind, sondern ihre Sprache.

„ADHS ist nicht nur das, was mich bremst. Es ist auch das, was mich brennen lässt."

Miriam, 43 Jahre – Zwischen Selbstaufgabe und Neuanfang

Miriam war die typische Macherin. Mutter von drei Kindern, berufstätig, hilfsbereit – und ständig erschöpft. Sie funktionierte jahrelang, bis sie eines Tages mitten im Supermarkt zusammenbrach. Burnout, sagten die Ärzte. Doch tief in ihr spürte sie: Es war mehr als das.

Erst in einer Elterngruppe stieß sie auf das Thema ADHS bei Frauen. Vieles, was sie las, passte zu ihr: das emotionale Chaos, die ständige innere Unruhe, das Gefühl, sich selbst nie richtig zu kennen. Nach monatelangem Zögern wagte sie eine Diagnostik – und fiel in Tränen, als sie endlich wusste, warum alles so schwer war.

Heute arbeitet Miriam in Teilzeit als Yogalehrerin, hat sich von ihrer Perfektion verabschiedet und sagt: „Ich habe gelernt, mein Tempo zu akzeptieren. Und das ist der größte Sieg meines Lebens."

Amira, 21 Jahre – Verloren im Studium, gefunden im eigenen Rhythmus

Amira war mit 17 Klassenbeste – bis zur Uni. Plötzlich klappte nichts mehr: Sie vergaß Deadlines, verhedderte sich in Gedankenschleifen, hatte Panikattacken vor Prüfungen. Ihre Freunde dachten, sie sei faul. Ihre Familie verstand nicht, was los war. Und Amira selbst fühlte sich wie ein defekter Mensch.

Zufällig stieß sie auf ein Video über ADHS bei Frauen. Sie war geschockt – und zugleich erleichtert. Schritt für Schritt begann sie, sich zu sortieren. Mit Hilfe einer Therapeutin lernte sie, ihre Abläufe zu strukturieren, auf Pausen zu achten und sich selbst nicht länger kleinzureden.

Heute studiert sie zwar noch immer – aber ohne Druck. In ihrem Kalender steht nicht mehr „Pflicht", sondern: *Ich darf lernen, wie ich funktioniere.*

Ein Brief zum Abschied

Du wundervolle Frau,

wenn du bis hierher gelesen hast,
dann hast du dir erlaubt, hinzusehen.
In Räume, die lange zu waren.
In Gedanken, die oft zu laut waren.
In Gefühle, die du vielleicht nie zeigen durftest.

Ich möchte dir von Herzen danken.
Nicht nur, weil du dieses Buch gelesen hast –
sondern weil du dich auf den Weg gemacht hast.

Einen Weg zu dir.
Nicht zu einer besseren Version von dir.
Sondern zu der Frau, die du schon immer warst –
nur unbemerkt anders.

Ich weiß, wie anstrengend es ist,
ein Leben lang gegen sich zu kämpfen.
Ich weiß, wie leise Schuldgefühle sind –
und wie laut das Bedürfnis, einfach zu funktionieren.
Ich weiß, wie man sich verlieren kann,
wenn niemand das Innen sieht.

Und ich weiß auch:
Du bist nicht falsch.
Du bist nicht kaputt.
Du bist nicht „schwieriger" als andere.
Du bist du.
Und das darfst du endlich würdigen.

Vielleicht war dieses Buch nur ein Anfang.
Vielleicht hat es eine Tür geöffnet.
Vielleicht gibt es Tage, da fühlt sich alles schwer an –
aber du gehst trotzdem weiter.

Ich wünsche dir, dass du dir dein Leben so gestaltest,
wie dein Inneres es verdient:
mit Ruhe.
Mit Klarheit.
Mit Menschen, die dich nicht nur aushalten –
sondern sehen.

Und ich wünsche dir,
dass du dich eines Tages ansiehst und sagen kannst:
„Ich habe mich nicht repariert.
Ich habe mich zurückgeliebt."

In Verbundenheit,
Lena A. Richter